絵でわかる
漢方医学

An Illustrated Guide to Traditional Chinese/Japanese (Kampo) Medicine

入江祥史 著
Yoshifumi Irie

講談社

［ブックデザイン］
安田あたる
［カバーイラスト・本文図版］
メディカ・川本 満

はじめに

　漢方は，現代の医療になくてはならない治療手段の1つです．ときに「物凄い」治療効果を発揮することもあります．しかし，診断法や治療の面でまだまだ原始的かつ経験主義的で，曖昧さ・未熟さが払拭しきれません．それでも，漢方薬の効果については臨床試験で確認されつつあり，作用機序についても分子レベルで解明されつつありますので，漢方が"科学的に"使えるようになる日も遠くはないと，私は期待しています．

　さて，漢方は西洋医学とは異なるフィールドです．思考法・用語も異なりますので，ときに速やかな理解を妨げることもあります．それらを現代医学的に"翻訳"して漢方を理解する試みもありますが，上述のような理由でそれは時期尚早だと私は思いますし，それで漢方を正しく理解できるという保証もありません．

　「郷に入れば郷にしたがえ」という言葉があります．違う集団，地域，国を理解しようと思えば，自分の平素の常識を押し通すのではなく，それぞれの集団，地域，国の常識を理解する必要があります．漢方も同じです．漢方を理解するには，漢方の常識を理解するのが早道です．

　これまで私は，書籍，論文，総説などさまざまな出版物を通じてその具体的方法を示してきましたが，これらはある程度の臨床経験を積んだ医師向けで，学生向けにしては専門的すぎる嫌いがありました．そのようなところへ，講談社サイエンティフィクの三浦洋一郎氏から，「図解を多用した，学生向けの漢方入門書を書いて欲しい」旨の執筆依頼がありましたので，お引き受けして誕生したのが本書です．

　では，さっそく漢方の世界をご案内しましょう

入江　祥史

絵でわかる漢方医学　目次

はじめに　iii

第1章　漢方とはどのようなものか　1

1.1　歴史　2
　1.1.1　漢方の原型は中国で生まれた　2
　1.1.2　中国医学の日本への伝搬と独自の変化 -「漢方」の誕生　3
　1.1.3　漢方の隆盛・没落・復興　4
　1.1.4　現在の漢方医療制度　4
1.2　現代における漢方医学　4
　1.2.1　漢方と西洋医学との比較　4
　1.2.2　漢方の利点と欠点　6
1.3　漢方と中医学の相違点　6
1.4　漢方と補完・代替医療　6
　1.4.1　補完・代替医療とは　6
　1.4.2　補完・代替医療がなぜ広がるのか　6
　1.4.3　漢方と民間薬・健康食品との違い　8

第2章　漢方を支える理論　9

2.1　漢方理論の基礎概念―陰陽五行説―　10
　2.1.1　陰・陽理論　10
　2.1.2　五行理論　11
2.2　陰・陽理論の運用 - 気・血・水（気・血・津液）理論　13
　2.2.1　気・血・水（気・血・津液）の生理　13
　2.2.2　気と血・水の関係　15
2.3　五行理論の運用 - 臓腑理論　16
　2.3.1　天人合一と五行理論　16
　2.3.2　まず臓腑を分ける　16
　2.3.3　臓腑理論各論：五臓六腑とはこういう機能　17
　2.3.4　そのほかの腑　25
　2.3.5　臓と臓の間の相関　25
　2.3.6　再び臓腑の関係　25

第3章　漢方の病理学　27

3.1　病気の原因（病因）　28
　3.1.1　外因（外邪）　28

3.1.2　内因（内傷）　29
　3.2　病態を表現する　（1）八綱分類　34
　　　3.2.1　虚証・実証　35
　　　3.2.2　表証・裏証　36
　　　3.2.3　寒証・熱証　36
　3.3　病態を表現する　（2）気血水の病理・病態　37
　　　3.3.1　気血水の病理　（1）気の病　37
　　　3.3.2　気血水の病理　（2）血の病　39
　　　3.3.3　気血水の病理　（3）水（津液）の病　40
　　　3.3.4　気・血が同時に病む場合　40
　　　3.3.5　気・津液が同時に病む場合　42
　　　3.3.6　血・津液が同時に病む場合　42
　　　3.3.7　気・血・津液が同時に病む場合　43
　3.4　病態を表現する　（3）五臓六腑の病理・病態　43
　　　3.4.1　臓の病理　（1）肝の病理　43
　　　3.4.2　臓の病理　（2）心の病理　45
　　　3.4.3　臓の病理　（3）脾の病理　47
　　　3.4.4　臓の病理　（4）肺の病理　48
　　　3.4.5　臓の病理　（5）腎の病理　49
　　　3.4.6　腑の病理　（1）胆の病理　51
　　　3.4.7　腑の病理　（2）小腸の病理　51
　　　3.4.8　腑の病理　（3）胃の病理　52
　　　3.4.9　腑の病理　（4）大腸の病理　52
　　　3.4.10　腑の病理　（5）膀胱の病理　53
　　　3.4.11　腑の病理　（6）三焦の病理　53
　　　3.4.12　二臓の病理　54
　　　3.4.13　臓と腑の関係における病理：臓腑が表裏（陰陽）をなす　57
　　　3.4.14　腑 - 腑の関係における病理　57
　3.5　病態を表現する　（4）六病位　57
　3.6　病態を表現する　（5）温病弁証　59

第4章　漢方の診療システム　61

　4.1　証を取る　62
　　　4.1.1　漢方では「証」を取るのが命　62
　　　4.1.2　証とは何か　62
　　　4.1.3　四診　63
　4.2　治療方針を立てる　63
　　　4.2.1　「診断イコール治療」が漢方　63
　　　4.2.2　理法方薬　65
　4.3　弁証論治と方証相対　65
　　　4.3.1　弁証論治　65
　　　4.3.2　方証相対　65

第5章　漢方の診察法　67

- **5.1　望診**　68
  - 5.1.1　望診とは何か　68
  - 5.1.2　望診の実際　68
  - 5.1.3　望診のまとめ　77
- **5.2　舌診**　78
  - 5.2.1　舌診で何がわかるか　78
  - 5.2.2　舌診のしかた　79
  - 5.2.3　舌の色調　79
  - 5.2.4　舌の形状　79
  - 5.2.5　舌苔　79
  - 5.2.6　血瘀の特徴的な所見　82
- **5.3　聞診**　83
  - 5.3.1　聞診とは何か　83
  - 5.3.2　聞診の実際　83
  - 5.3.3　聞診で何がわかるか・聞診の限界　85
- **5.4　問診**　86
  - 5.4.1　問診とは何か　86
  - 5.4.2　問診の実際　86
  - 5.4.3　問診のまとめ　99
- **5.5　切診（1）脈診**　99
  - 5.5.1　脈診とは何か　100
  - 5.5.2　脈診のしかた　100
  - 5.5.3　脈を区別する　101
- **5.6　切診（2）腹診**　104
  - 5.6.1　腹診とは何か　104
  - 5.6.2　腹診の準備　105
  - 5.6.3　腹部の観察　106
  - 5.6.4　腹部全体の腹力・緊張　106
  - 5.6.5　部位別の異常所見　109
- **5.7　四診合算**　109

第6章　治療　111

- **6.1　漢方治療の基本・原則**　112
  - 6.1.1　扶正祛邪（補虚瀉実）　112
  - 6.1.2　治病求本　112
  - 6.1.3　随機制宜　113
- **6.2　治療八法**　113
- **6.3　八綱の漢方治療原則**　115
- **6.4　気・血・津液（水）異常の治療原則**　117
- **6.5　五臓六腑の異常の漢方治療原則**　117
  - 6.5.1　相生関係を利用したもの　118

6.5.2　相克関係を利用したもの　119
　6.6　六病位（傷寒論）による治療原則　119
　6.7　温病弁証による治療原則　120
　6.8　腹証による治療原則（方証相対）　121

第7章　治療と漢方薬　123

　7.1　漢方薬とは　124
　7.2　生薬　124
　　　7.2.1　生薬とは何か　124
　　　7.2.2　天然化合物　125
　　　7.2.3　生薬の薬性　125
　7.3　複合処方　128
　　　7.3.1　複合処方とは　128
　　　7.3.2　処方のメリット　128
　　　7.3.3　漢方処方の性格・作用　128
　　　7.3.4　君・臣・佐・使　128
　7.4　代表的な方剤と主な効果・効能　130
　　　7.4.1　芍薬甘草湯　131
　　　7.4.2　五苓散　133
　　　7.4.3　大承気湯　134
　　　7.4.4　桂枝茯苓丸　136
　　　7.4.5　黄連解毒湯　138
　　　7.4.6　人参湯　139
　　　7.4.7　四君子湯　141
　　　7.4.8　四物湯　142
　　　7.4.9　二陳湯　144
　　　7.4.10　白虎加人参湯　146
　　　7.4.11　桂枝湯　148
　　　7.4.12　麻黄湯　150
　　　7.4.13　小柴胡湯　151
　　　7.4.14　六味丸　153
　7.5　いろいろな剤形について　155
　　　7.5.1　湯液　155
　　　7.5.2　散剤　155
　　　7.5.3　丸剤　156
　　　7.5.4　エキス剤（extract）　156
　　　7.5.5　外用剤　157
　7.6　漢方薬の副作用　157
　　　7.6.1　甘草によるもの　157
　　　7.6.2　薬剤性間質性肺炎　158
　　　7.6.3　肝機能障害　158
　　　7.6.4　交感神経の過剰刺激　158
　　　7.6.5　妊産婦や授乳中の婦人におこる副作用　158

7.6.6 乳糖不耐症（乳糖による下痢症） 159
7.6.7 消化器系症状 159
7.6.8 アレルギー 159
7.6.9 瞑眩 159
7.6.10 その他 159
7.7 薬と薬の相互作用 160
7.7.1 生薬同士の相互作用 160
7.7.2 一般薬との相互作用 160
7.8 服薬指導 160
7.8.1 投与時間 160
7.8.2 服用法 160
7.8.3 妊娠中・授乳中の注意点 161
7.9 漢方の科学：薬理と臨床研究 161
7.9.1 基礎研究 161
7.9.2 臨床研究 161

第8章 鍼灸概論 163

8.1 鍼灸とは何か 164
8.1.1 鍼とは何か 164
8.1.2 灸とは何か 164
8.2 経絡と経穴 165
8.2.1 経絡 165
8.2.2 正経（十二経脈） 166
8.2.3 奇経 166
8.2.4 経穴 168
8.3 施術のしかた 168
8.3.1 診断 168
8.3.2 ツボの選び方 168
8.3.3 鍼の刺し方 169
8.4 鍼の効果の科学的な証明 169
8.5 鍼のメリット 169
8.6 安全性の問題 170
8.7 鍼灸を取り巻く環境 172
8.7.1 資格 172
8.7.2 健康保険制度 172

参考文献 173
あとがき 174
索引 175

第1章
漢方とは
どのようなものか

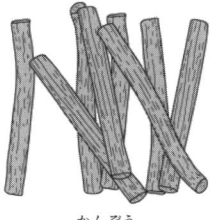

甘草

1.1 歴史

1.1.1 漢方の原型は中国で生まれた

　漢方はどうやら数千年の歴史をもつらしいことがわかってきていますが，書物という形で登場したのは，紀元前の中国においてです．「**黄帝内経**」（作者不詳）には，人体の機能や構造，生理機能や病気のときの変化について記述があり，治療法としては主に鍼について書かれています．

　2世紀ごろには，張仲景という医師が，現在のインフルエンザやチフスなどに相当する急性伝染性疾患の診断と治療法（主に薬による）をまとめた「**傷寒論**」を書いています．ただし，その後散逸した部分も多く，現在の「傷寒論」はほぼ明の時代に整えられました．「傷寒論」にもともと付随していた慢性疾患の診断法や治療法を収載した部分は，一旦散逸したものの，後に「**金匱要略**」としてほぼ復活しています．

　また，「**神農本草経**」（選者不詳）には，きわめて原始的ながらも生薬の作用について記載されています（**表 1.1**）．

　どの本もいまだに読み継がれていますが，「傷寒論」「金匱要略」は非常に効果の高い漢方処方を満載していることもあって，漢方医学のバイブル

表 1.1 代表的な漢方の古典とその意味合い

黄帝内経	「漢方の生理学と病理学」
傷寒論	「漢方の救急医学」
金匱要略	「漢方の内科学」
神農本草経	「漢方の薬物学」

漢方医学コラム　「傷寒論」・「金匱要略」のバイブル度

　これを示すよい例をあげましょう．現在よく用いられる漢方薬である葛根湯や麻黄湯は「傷寒論」に載っていますし，八味地黄丸や桂枝茯苓丸は「金匱要略」に載っています．あるとき調べてみますと，現在保険適応のある漢方薬のおよそ半分がこれらの本に載っていました．

ともいうべき本です（**図 1.1**）．

1.1.2　中国医学の日本への伝搬と独自の変化－「漢方」の誕生

　中国医学は，奈良時代に渡来人（僧や学者）および遣隋使・遣唐使によって伝わったと考えられます．平安時代になり，唐の衰退および遣唐使の廃止と頃を同じくして，次第に日本独自の医学が発展していったようです．

　鎌倉時代には，宋から仏教と医学をともに輸入し，治療に当たる僧医が登場しました．また，それまで宮廷専任だった医師が民間へでて来て，開業医となりました．

　室町時代には，田代三喜が明から当時の最先端医学を日本に伝え，江戸時代には山脇東洋，吉益東洞，和田東郭などの名医が活躍しました．江戸

図 1.1　漢方の古典

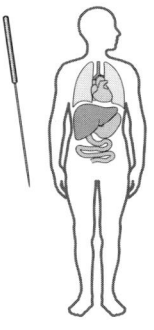

黄帝内経（こうていだいけい）

人体の機能や構造，生理機能や病気のときの変化について記述．治療法としては主に鍼について書かれている．

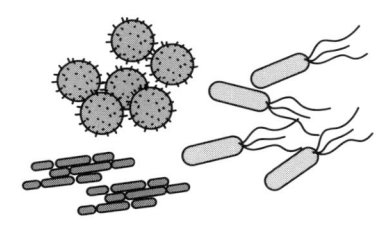

傷寒論（しょうかんろん）

現在のインフルエンザやチフスなどと思われる急性伝染性疾患の診断と治療法（主に薬による）について書かれている．

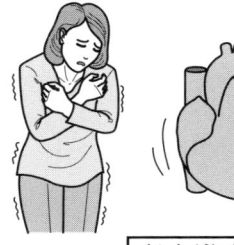

金匱要略（きんきようりゃく）

「傷寒論」にもともと付随していた慢性疾患の診断法や治療法を収載したもの．

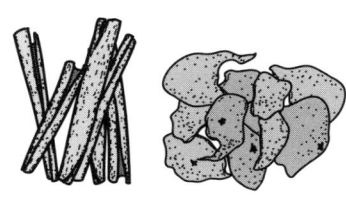

神農本草経（しんのうほんぞうきょう）

きわめて原始的ながらも生薬の作用について記載されている．

後期にオランダから西洋医学が伝わり，それを「蘭方（らんぽう）」とよび，日本の伝統医学を「漢方」とよんで互いに区別しました．

1.1.3　漢方の隆盛・没落・復興

　明治政府は1895年，医師の開業条件として西洋医学各科の国家試験を課すことにしましたが，これにより既存の漢方医が合格できなくなり，漢方は絶滅の危機に瀕しました．

　ところが1910（明治43）年，和田啓十郎（わだけいじゅうろう）が「医界之鉄椎（いかいのてっつい）」を著し，当時の西洋医学一辺倒の医学に警告を発したことをきっかけに，西洋医学を一旦学んだあとに漢方を行う医師が出てきました．

　第二次大戦後になると，漢方はやがて急速な発展を遂げます．1950年に漢方の学術団体である日本東洋医学会が設立され，1976年には漢方薬が健康保険に収載され，漢方治療が普及しました．1993年に富山医科薬科大学（現・富山大学医学部）に漢方医学の講座ができ，漢方の医学教育が本格的にスタートしました．

1.1.4　現在の漢方医療制度

　現在，医師ならば誰でも漢方治療を行うことはできますし，100種類以上の漢方薬が健康保険で使えます．

　2008年からは，「漢方内科」や「漢方婦人科」などの形で漢方を標榜する（医療機関の看板に表示する）ことが認められています．

　また，医師の処方せんがなくても，薬局で漢方薬を購入・利用することは可能です．

1.2　現代における漢方医学

1.2.1　漢方と西洋医学との比較

①共通点

　どちらもわが国では正規の医療として扱われています．どちらも，多くの部分が健康保険適応となっています．

表 1.2 西洋医学と漢方との違い

	西洋医学	漢方
全般	世界標準の医学．メジャーである．現代の医師に必須．	我が国独自の医学．マイナーである．現代医学に付加的な手段．
医学としての性格	分析的・分業的 対症療法的	統合的・全人的 原因療法的
教育	医学部で体系的に教育する．	医学教育に取り入れられてはいるが，きわめて不十分である．
資格	医師免許が必要．	医師免許が必要．
対象	ほぼあらゆる疾患・病態を対象とする． 不定愁訴などには対応しきれない．	緊急を要するものは対象外である． 不定愁訴などにも対応できる．
診断	種々の検査を組み合わせて行う．精度は高いが，医師が適切な検査を思いつかなければ病気を発見できない． 検査で客観的に診断できる．	医師の五感による診察（四診のこと，p.63）による． 精度は低いが，網羅的で，病気を何らかの異常と捉えることができる． 診断に主観が入りやすい．
治療原則	病名に基づく治療．	症状（証：p.62）に基づく治療．
治療法	多彩な治療法がある． 主要な疾患ではほぼ確立している．	ほとんど漢方薬の内服のみ（一部外用もある）． 単一処方で済むことが多い．
エビデンス	最近のEBM[1]重視により確保されつつある．	主に経験・伝統で担保されている．
治療の安全性	副作用・事故が比較的多い．	安全性が高い．
経済性	手術・特殊検査など高価なものも多い．	一部を除き，ほぼ安価である．
その他	多数のスタッフがかかわり，診断や治療に時間を要する場合が多い．	医師が一人で診察する．治療開始までの時間が短い．

---

[1] EBM = Evidence based-medicine

②相違点

　もともと違う医学ですから，違う点が多いのは当然です．ここでは表に整理してみます（**表1.2**）．

1.2.2　漢方の利点と欠点

　漢方は全般に西洋医学に比べて効果がマイルドで，全人的な解決を目指しますが，裏を返せば速効性に乏しく，診断に精密さを欠きやすいということになります．

1.3　漢方と中医学の相違点

　中国医学も長い時間をかけて変遷してきたのですが，とくに文化大革命以降に整備されたものを**中医学**といいます．歴史を考えれば，漢方（日本漢方）と中医学には類似点・共通点が多いのは当然です（**表1.3**）．

　総括すると，漢方は比較的少ない「処方」を古典に忠実に守りながら運用するところに，中医学は理論に基づいて診断し，自由自在に処方を組んで対応するところに，それぞれ特色があります．

1.4　漢方と補完・代替医療

1.4.1　補完・代替医療とは

　現代西洋医学以外の医療をひっくるめて，現代医療を補完するものという意味で**補完・代替医療**とよばれています．

1.4.2　補完・代替医療がなぜ広がるのか

　現代医学では，症状があるのにどんな検査をしても異常なしと判定され，治療をしても症状が消えない人が多いからです．また，経済的な事情で現代医学的治療が受けられない人は補完・代替医療で治療せざるを得ません．

　最近はやりの自然志向で補完・代替医療を選ぶ人もいます（**図1.2**）．

表 1.3　漢方と中医学の比較

<共通点・類似点>
原典は「黄帝内経」や「傷寒論」,「金匱要略」など共通のものが多い.
四診にて診察する.
使用する薬剤や処方[2]も同一あるいは類似のものが多い.

<相違点>	漢方	中医学
性格	理論よりも処方の実際の運用を重視する.比較的とっつきやすい.	理論を重視する.用語理解が難しく,とっつきにくい.
理論	複雑な理論はない.各証と対応する処方が決まっている（方証相対：p. 65）.	複雑だが整然としている.
診察	腹診を重視する.	脈診を重視する.
診断	患者に当てはまる処方を「探す」ことが中心である.	患者の状態を細かくつかみ,一人ひとりに合った治療法を考えていく（弁証論治：p. 65）.
治療	方証相対にしたがう.処方の使い方のコツをまとめた「口訣」が多い.	弁証論治にしたがい,処方を組み立てていく.
治療手段	比較的少数の既存の処方を原典の通りに使いこなす.用いる生薬量も少ない.	処方は自由に運用・組み立て,多数の生薬を用いる.量も多い.

漢方医学コラム　漢方は補完・代替医療か?

　中医学やインドのアーユルヴェーダなど東洋の伝統医学はもちろん,アロマセラピーやハーブ療法など西洋の伝統医学も補完・代替医療に含まれます.ということは,漢方も当然補完・代替医療ということになりますが,医師の7〜8割が漢方薬を用いるなど,漢方は現代医療にすっかり溶け込んでいるため,もはや補完・代替医療ともいい切れないのです.

2　生薬を決められた配合で混合したレシピ.たとえば,「葛根湯」というのは処方名で,「カッコン●g,マオウ●g,・・・を合わせて煎じ,日に3回服用」という内容のもの.後述します.

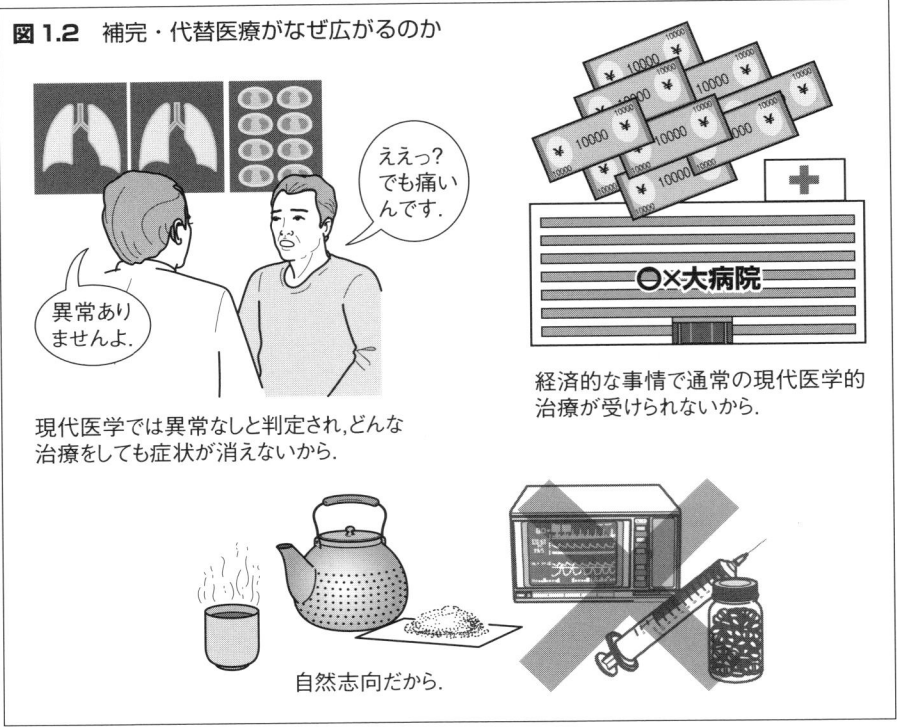

図1.2 補完・代替医療がなぜ広がるのか

1.4.3 漢方と民間薬・健康食品との違い

　　民間療法，民間薬も生薬を用いますが，漢方とは似て非なるものですので，ここできちんと理解しておきましょう（**表1.4**）．

表1.4 漢方と民間薬・健康食品との違い

	漢方・漢方薬	民間療法・民間薬
診断	理論体系に基づいて診察し，診断する．	診察，診断をしない．
薬	生薬を数種類混合して使用する．配合理論が整備されている．	単独の生薬を使用することが多い．漢方薬のように精密な配合理論はない．
医療法上の問題	正式な医療．健康保険も適用できる．医師の診断が必要．薬剤師との対面販売でも購入できる．	正規の医療ではない．誰でも症状に合わせて薬や器具を購入して用いることができる．

第2章
漢方を支える理論

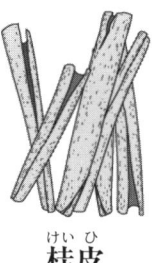
桂皮

「漢方薬は医師の経験だけで使い分けるものだ」と誤解している人がいます．とんでもないことで，漢方にも基礎となる理論があります．ただし，第1章で述べたように，日本漢方の理論は若干弱いので，ここでは中医学理論を中心にお話しします．

2.1 漢方理論の基礎概念—陰陽五行説—

漢方，とくに中医学的理論の展開についていくためには，まず基礎となる**陰陽五行説**の考え方を知らなければなりません．陰・陽理論と五行理論の2つに分けて解説します．

2.1.1 陰・陽理論

私たちはものを理解する際に2つの対立概念で捉えることがよくあります．たとえば，左に対して右があり，上に対して下がありますね．中国では「自然界のすべてのものは二項対立で捉えられ，片方だけでは成り立たない」という考え方があり，これを**陰陽思想**といいます．たとえば，次のようなことです（**表 2.1**, **図 2.1**）．

表 2.1 陰と陽

| 陽とは | 昼 | 夏 | 熱 | 表 | ……… | **動的なもの** |
| 陰とは | 夜 | 冬 | 寒 | 裏 | ……… | **静的なもの** |

人体はもちろん自然の一部ですから，人体にも上の概念は応用できるはずです（天人合一といいます）．つまり，人体の機能はすべて陰陽のいずれかに分類され，かつ対になるものが必ず存在し，いずれも単独では成り立たないことになります．

陰あるいは陽のいずれかが強くなりすぎたり（偏盛），または弱くなりすぎる（偏衰）のは，バランスを欠きます．漢方では，陰陽の偏盛・偏衰いずれも病的であると考えます（**図 2.2**）．

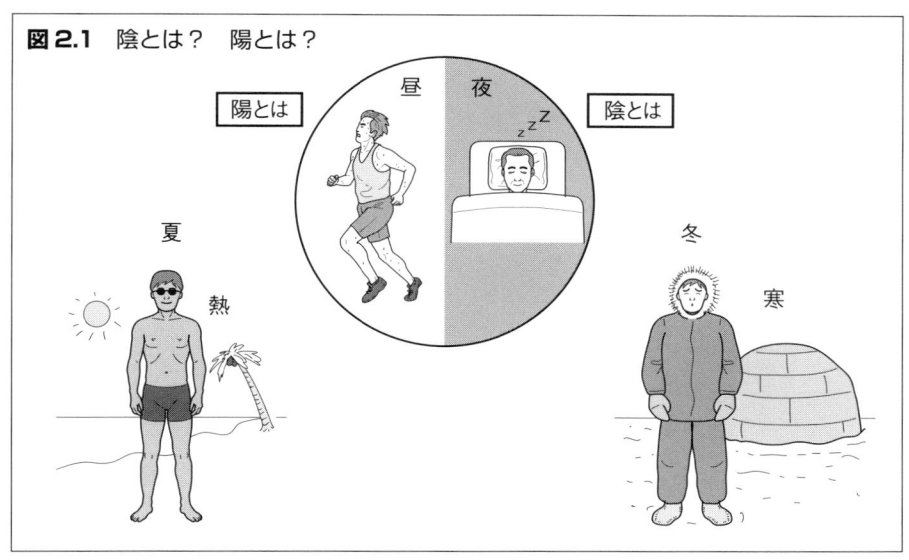

図2.1 陰とは？ 陽とは？

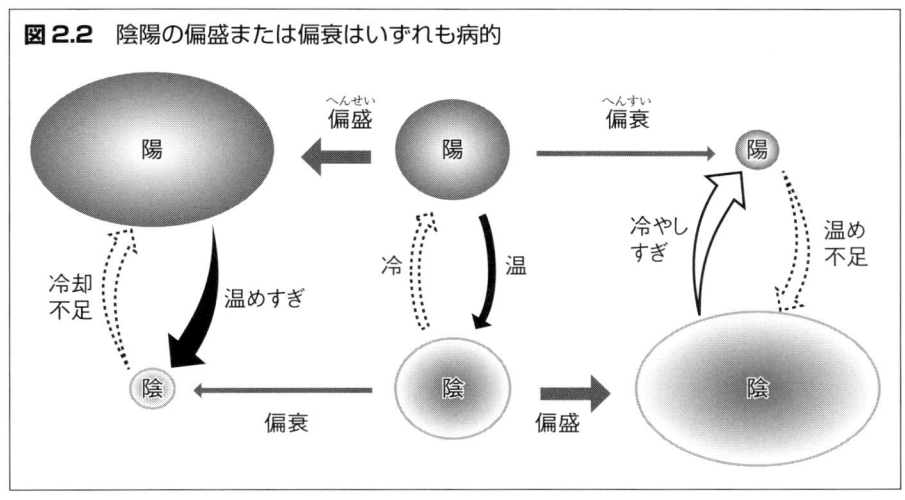

図2.2 陰陽の偏盛または偏衰はいずれも病的

2.1.2　五行理論

　自然界のすべてのものは，**木**（woodとしての性質．以下同じ）・**火**（fire）・**土**（soil）・**金**（metal）・**水**（water）のいずれかの性質をもつので，上述のように2つに分ける以外に，5つの「行」に大分類することもできるの

です（**表 2.2**）．

さらに，五行は相互に関連します（**図 2.3**）．どの行からはじめてもよいのですが，右回りに見ます．木は火を生み，火は土を，土は金を，金は水を，水は木を生みます．これは，木が燃えると火が出，灰になって土となり，土の中から埋まっている金が産出され，金（金属）は冷えると水滴がつき，水は木を育てる，という自然現象と整合します．ある行に対し，

表 2.2 自然界の五行配当表

五行	木	火	土	金	水
五方	東	南	中央	西	北
五季	春	夏	長夏	秋	冬
五気	風	暑	湿	燥	寒
五味	酸	苦	甘	辛	鹹
五色	青	赤	黄	白	黒

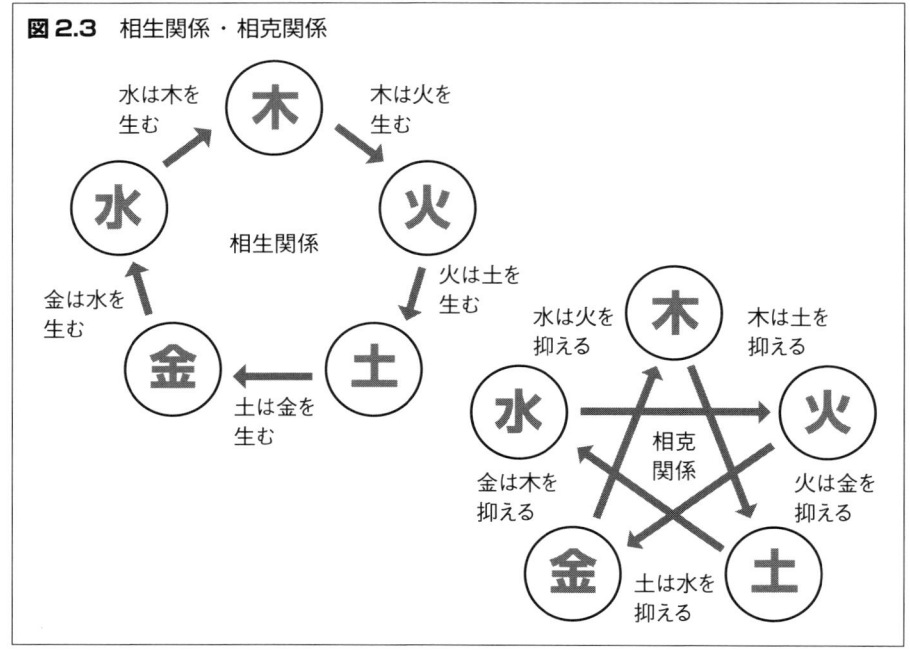

図 2.3 相生関係・相克関係

そのすぐ左にある行が「母」、すぐ右にある行は「子」ということになります。以上が**相生**(そうせい)理論です。

次に、**図2.3**の対角線に目を留めてください。これも右回りに見ます。木は土を抑制し、土は水を、水は火を、火は金を、金は木を抑制します。木は土に根を生やし、土は水を埋め、水は火を消し、火は金属を溶かし、金属性の斧で木を切り倒すが如くです。以上が**相克**(そうこく)理論です。相克の反対方向にはたらく抑制が**相侮**(そうぶ)です。

自然界のすべては相生・相克の関係にあることになります。

漢方医学コラム　2？　5？　どちらが正解？

自然界はすべて、それぞれ対立する2つの要素に分けられるとするのが陰陽思想、互いに関連し合うような5つに分けられるとするのが五行思想です。2つにも5つにも分けられる…これは互いに矛盾しそうですね？

実は、五行の要素も陰陽に分かれるのです。季節を例に出すと、春が陽であれば秋は陰、夏が陽で冬は陰です。方角でも、東（太陽が昇る）が陽で西（太陽が沈む）が陰、南（暖かい）が陽で北（寒い）が陰です。すると「なんだ、4つじゃないか」ということになりますが、ここが中国思想の偉いところで、「中心」となるものを5番目の要素として用意したのです。

実際の陰陽・五行理論は便宜的なものにすぎず、すべての医学の臨床がこれに完全に支配されているわけではありません。

陰陽・五行理論は医学でどのように利用されているのでしょうか。

2.2　陰・陽理論の運用 - 気・血・水(気・血・津液)理論

2.2.1　気・血・水（気・血・津液）の生理

身体を構成するすべての物質も、陰・陽の2項対立に収まります。

気(き)とは、身体の構成物のすべてを指す場合もありますが、このうち陽に属するものを狭義の気（一般に気といえばこちら）、陰に属するものを

血・水（津液）といいます．

ところで，水というのは日本漢方的な，津液というのは中医学的な表現であり，どちらも同じと考えて差し支えありません．本書でも両方の表現

表2.3 気・血・水（津液）の生理作用

陰陽	性質	名称	作用と意味
陽	動的・機能的	気	温煦作用	体を温め，人体の諸活動に必要な体温を保つ．
			推動作用	心臓の拍動，循環を促し，ものを動かす・運ぶ．
			固摂作用	血液が漏れ出ないよう，体の各臓器が所定の位置に収まるようにする．
			気化作用	ものを変化させる．食物の消化・吸収・分解などの過程すべてを含む．狭義には膀胱が尿をつくること．
			防御作用	病原体から体を防御する．病原体を駆逐する．
			栄養作用	人体に栄養を与える．
陰	静的・物質的	血	栄養作用	気に栄養を与える．気を載せて運ぶ．
		水（津液）	滋潤作用	気を養う・気の作用を潤滑にする．人体各所を潤す．

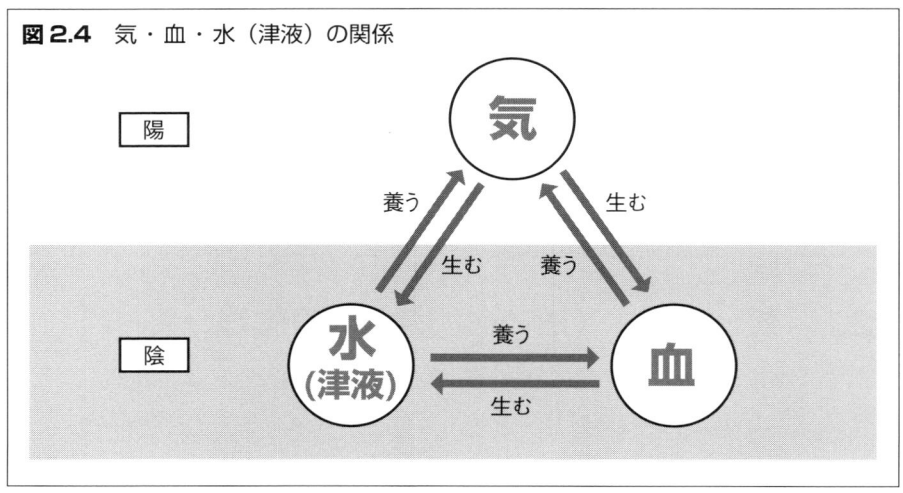

図2.4 気・血・水（津液）の関係

を用いています．

気・血・水（津液）の生理作用を総括すると**表2.3**のようになります．

2.2.2　気と血・水の関係

気は血や水（津液）を生み，血や水（津液）は気を補佐しますし，血は津液を生み，津液は血を養います．この3つはともに相互に作用を及ぼしあう関係にあり，いずれも単独では存在することができません．しかし，気・血・水（津液）は三項対立ではなく，気と血・水（津液）の二項対立概念（陰陽）であることに注意しましょう（**図2.4～2.6**）．

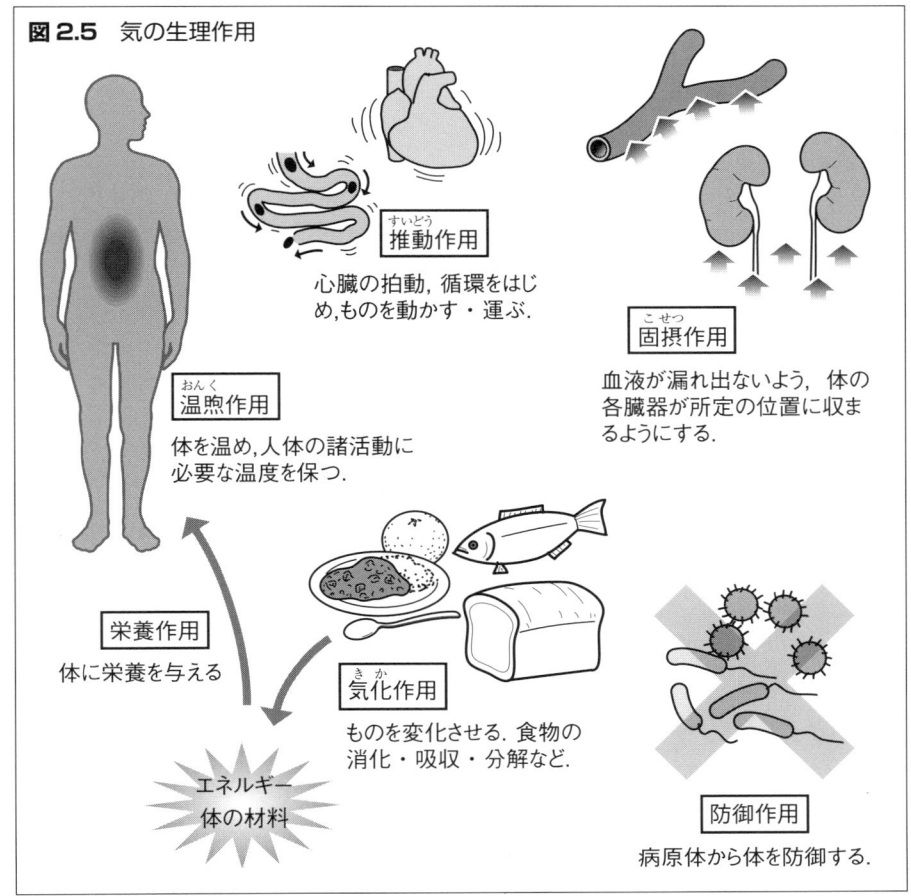

図2.5　気の生理作用

推動作用
心臓の拍動，循環をはじめ，ものを動かす・運ぶ．

固摂作用
血液が漏れ出ないよう，体の各臓器が所定の位置に収まるようにする．

温煦作用
体を温め，人体の諸活動に必要な温度を保つ．

栄養作用
体に栄養を与える

気化作用
ものを変化させる．食物の消化・吸収・分解など．

エネルギー
体の材料

防御作用
病原体から体を防御する．

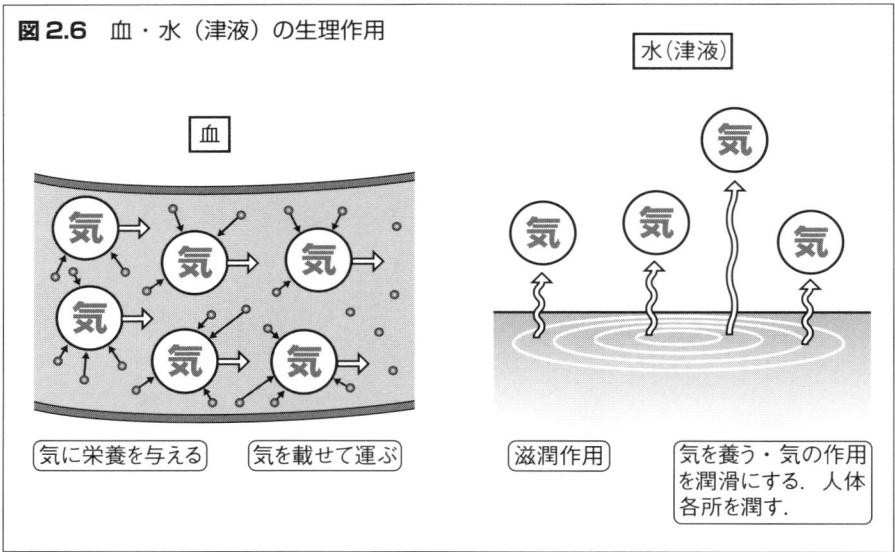

図2.6 血・水（津液）の生理作用

2.3 五行理論の運用 - 臓腑理論

2.3.1 天人合一と五行理論

先に述べた天人合一の考え方をもとに，五行理論を人体に当てはめると，「木」・「火」・「土」・「金」・「水」に相応するものはそれぞれ「**肝**」・「**心**」・「**脾**」・「**肺**」・「**腎**」となります．

では，五臓「肝」・「心」・「脾」・「肺」・「腎」とは何を指すのでしょう．肝臓（Liver）・心臓（Heart）…のことでしょうか．

2.3.2 まず臓腑を分ける

それを考える前に，まず臓腑の区別をしましょう．「臓」と「腑」は大きく分けて次のような機能の違いがあります（**表2.4**）．

表2.5の五臓・五腑の対をよく見てください．**腑と臓は対をなし，腑が陽で臓が陰**に属します．

表 2.4 臓と腑の違い

臓腑	機能	性質
腑	「管」「袋」．食べたものを受け入れ，消化し，臓へ運んでいく．臓の補助．	陽
臓	腑からもらった栄養を用い，人体の諸機能を主る．	陰

表 2.5 人体機能の五行配当表

五行	木	火	土	金	水
五臓	肝	心	脾	肺	腎
五腑	胆	小腸	胃	大腸	膀胱
五体	筋	脈	肌	皮	骨
五官	眼	舌	口	鼻	耳
五華	爪	面	唇	毛	髪
五志	怒	喜	思	悲	恐

　なお，臓は全部で5つ，腑は6つあるので「五臓六腑」といいますが，上記のような腑＋臓の関係が5組できます．そうすると腑が1つ余ります（三焦です）が，これについては後述します（p.24 参照）ので，ここでは気にしなくても構いません．

　「肝」・「心」・「脾」・「肺」・「腎」の五臓はそれぞれ「木」・「火」・「土」・「金」・「水」の五行に所属しますので，互いに相生・相克の関係にあります．しかし，腑どうしにはこの相生・相克関係はありません（**図 2.7**）．

2.3.3　臓腑理論各論：五臓六腑とはこういう機能

　名称と機能を列挙しますが，ここでは黄帝内経の文言を用いてみることにしましょう．まず臓についてです．

①肝（図 2.8）
＜作用1＞疏泄を主る

　肝は全身の気血の流れをスムーズにします．精神や意識を正常に保ちます．肝は，対応する腑である胆の気も調節し，その正常な機能を支えています．肝の気（肝気）が減ってうまく流れなくなると抑うつ状態になり，鬱滞して昂るとイライラします．

図 2.7 腑に相生・相克関係はない

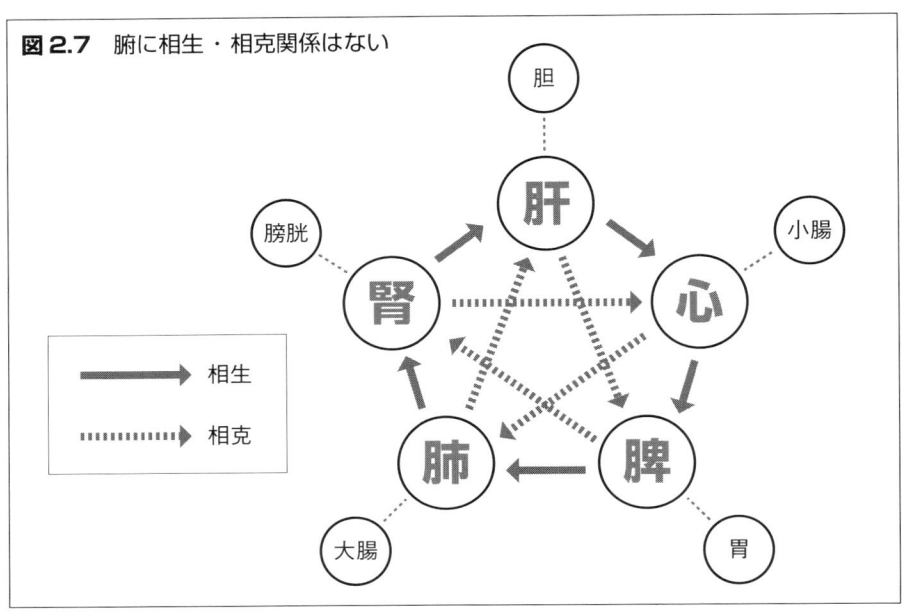

図 2.8 肝の機能

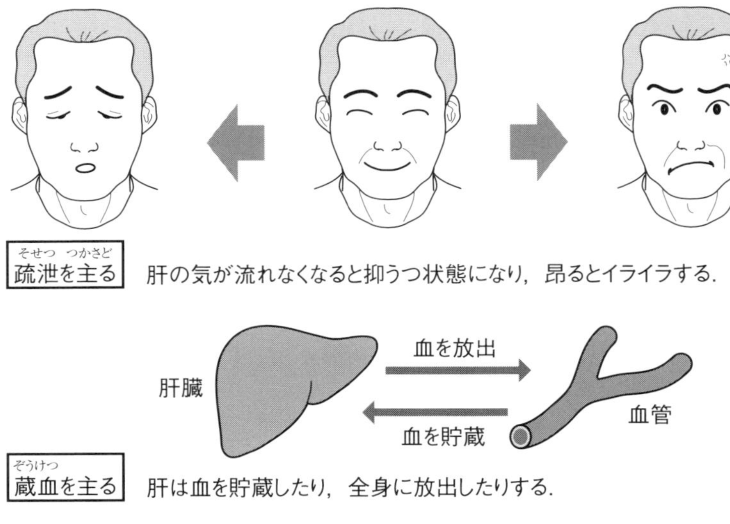

疏泄(そせつ)を主(つかさど)る　肝の気が流れなくなると抑うつ状態になり，昂るとイライラする．

蔵血(ぞうけつ)を主る　肝は血を貯蔵したり，全身に放出したりする．

＜作用2＞蔵血を主る

　肝は血を貯蔵したり，全身に放出したりします．

　「肝の華は爪にあり，筋を満たし，眼に開竅する」といいます．肝が失調すると血が不十分となるため，筋に力が入らなかったり，痙攣したり，眼が見えにくくなります．なお，「開竅する」とは「穴（竅）を開く」，すなわち臓が竅という窓口を通じて体外へ通じているという意味です．

②**心（図2.9）**
＜作用1＞血脈を主る

　血を全身へ運び届けます．

＜作用2＞神志を主る

　精神・意識を清明な状態に保ちます．血による栄養を必要とします．

　「心の華は顔にあり，血脈を満たし，舌に開竅する」といいます．舌の機能として味覚と構音（音声をつくる）がありますが，これも心の機能です．

③**脾（図2.10）**
＜作用1＞運化を主る

　必要なエネルギーとして飲食物を吸収し，肺が取り入れた大気中の清気（気の"原料"の1つ）と合わせて気と津液をつくり，全身へ送ります．

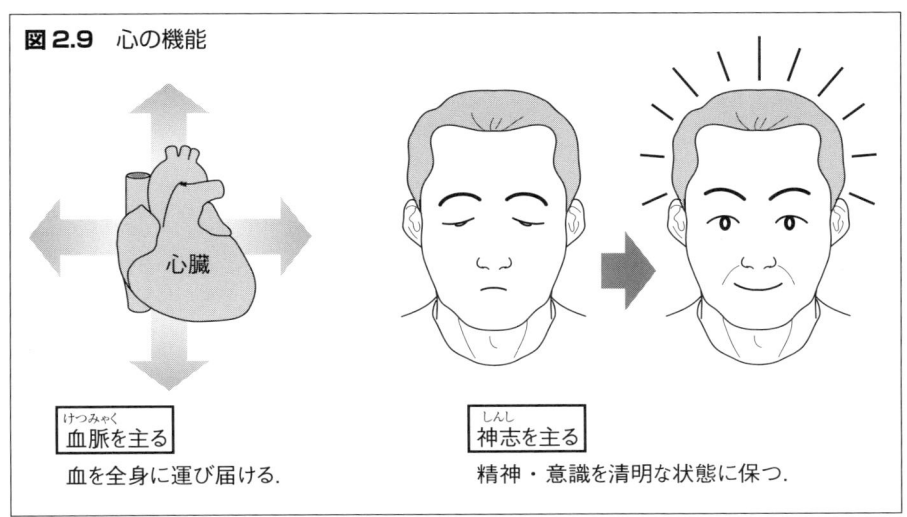

図2.9　心の機能

血脈を主る　血を全身に運び届ける．

神志を主る　精神・意識を清明な状態に保つ．

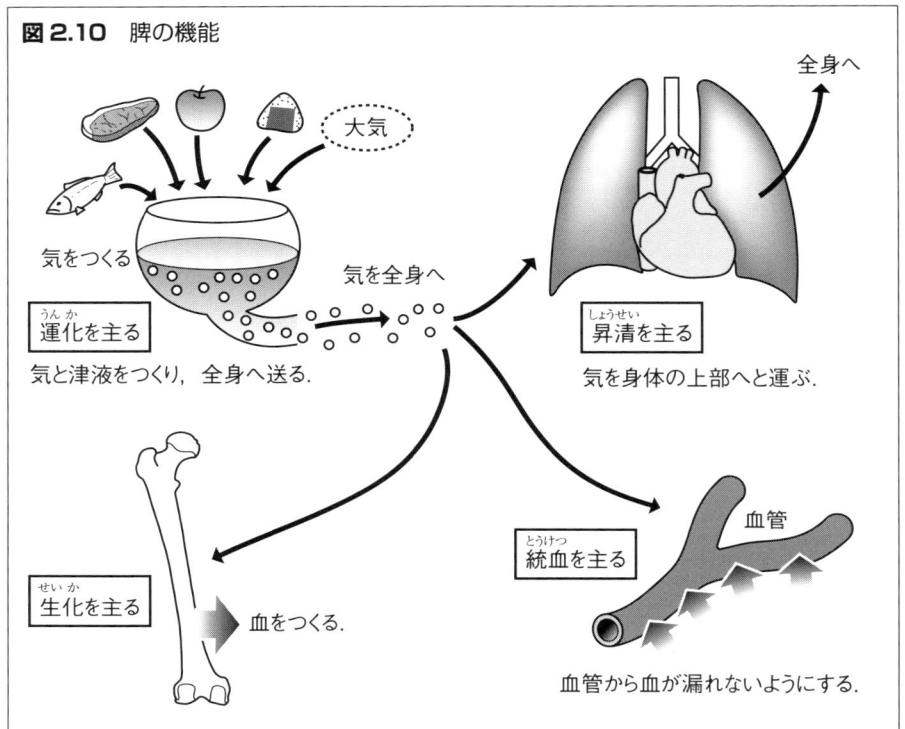

図2.10 脾の機能

各臓はこの気を使って機能します.

＜作用2＞昇清を主る

気を身体の上部へと運びます．心肺で気血を生成させ，全身へ栄養を送ります．

＜作用3＞生化・統血を主る

血をつくり（生化），血が脈の外へ溢れでるのを防ぎます（統血）．

「脾の華は唇にあり，肌を満たし，口に開竅する」といいます．口から食べたものが末端（皮膚）にいたるまでの様子を表しています．

④ 肺（図 2.11）

＜作用1＞気を主る

大気を吸って清気を取り入れます．これが脾に送られます．

＜作用2＞宣発を主る

汚れた気を排出し，脾が運化する津液と気を全身に届け，発汗を調節し

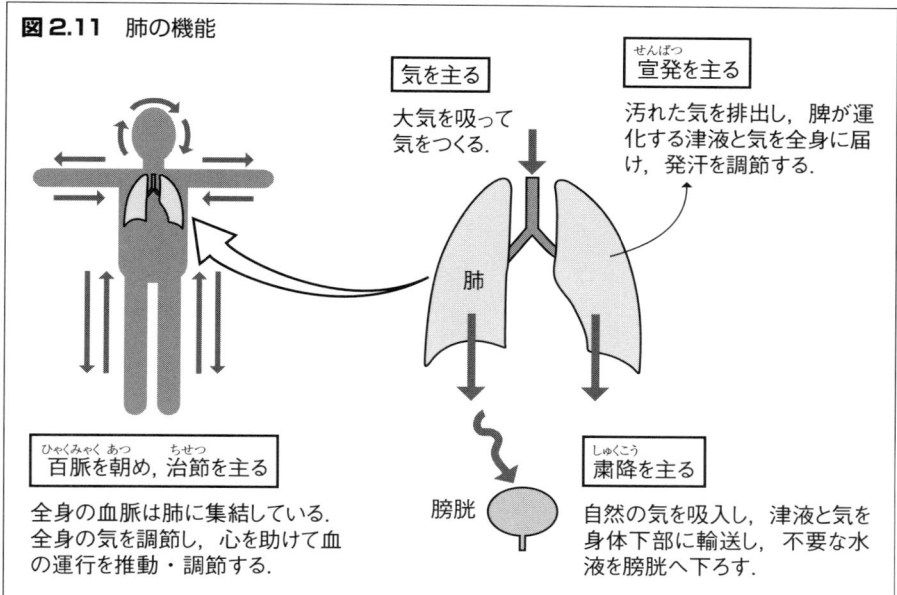

図2.11 肺の機能

ます.
＜作用3＞粛降を主る

自然の気を吸入し,津液と気を身体下部に輸送し,不要な水液を膀胱へ下ろします.

＜作用4＞百脈を朝め,治節を主る

全身の血脈は肺に集結しています.全身の気を調節し,心を助けて血の運行を推動・調節します.

「肺の華は毛にあり,皮毛を満たし,鼻に開竅する」といいます.肺気は身体の最外側で防御に当たるのです.この役割を担う肺気を衛気といいます.

⑤**腎**（図2.12）

＜作用1＞蔵精を主る

両親から受け継いだ「生命の元」である**先天の精**,飲食物から補充した**後天の精**を蔵します.

＜作用2＞発育・生殖を主る

年齢に応じた発育と成長,生殖を行わせます.腎の失調で成長,成熟,

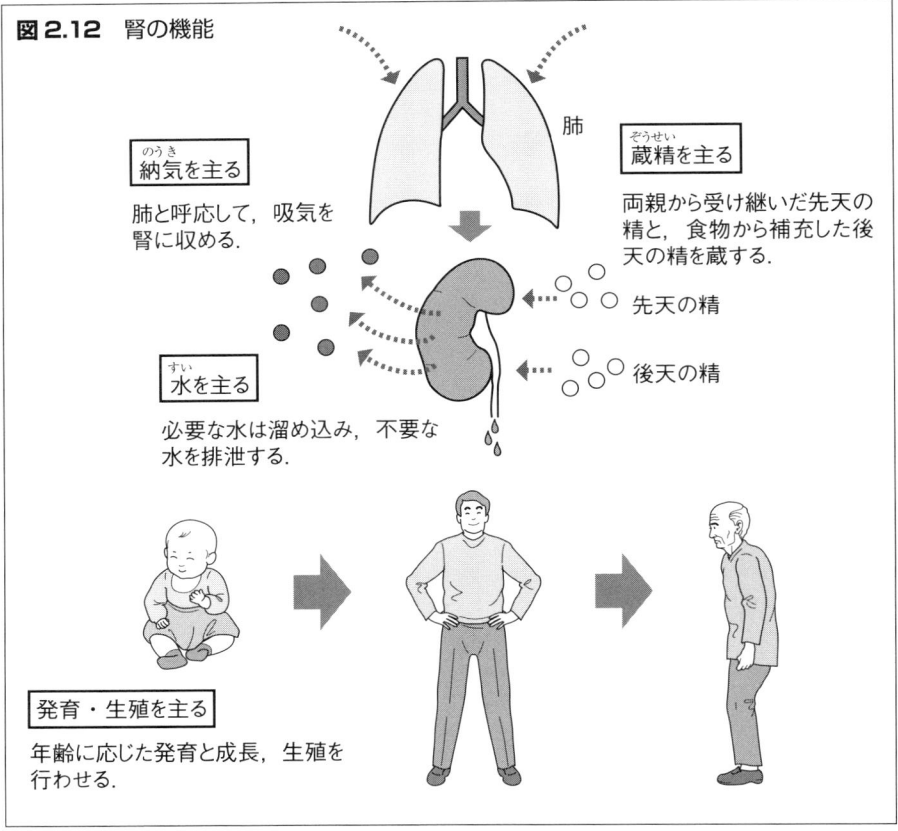

図2.12 腎の機能

生殖の異常や老化促進を来たします．
＜作用3＞水を主る

必要な水は溜め込み，不要な水を排泄します．

＜作用4＞納気を主る

肺と呼応して，吸気を腎に収めます．

「腎の華は髪にあり，骨を満たし，耳と二陰に開竅する」といいます．精が血に変わり，髪を栄養します．また精は骨・髄を形成し血を生産します．聴覚機能は腎に分類されます．二陰とは前陰（尿道と外生殖器）・後陰（肛門）で，小便・大便（二便という）の排泄経路です．

次は腑です（**図2.13**）．

漢方医学コラム　臓と臓器はどう違う?

「肝」は現代の肝臓ではなく,「腎」は腎臓ではないことがおわかりでしょう.あくまでも漢方では,体の諸機能を五行に割り付け,それぞれに名称をつけただけです.歴史的には,肝臓（Liver）,腎臓（Kidney）という単語のほうがあとからでてきたのです.漢方でいう機能を,実際の内臓と比べて名付けたのでしょうが,「脾」と「脾臓（Spleen）」などはかなり違いますね.また,現代の膵臓を思わせる「膵」という臓は漢方にはありません.これは「脾」に含められるでしょう.

しかし,英語では「肝臓」も「肝」も Liver,「脾臓」も「脾」も Spleen です.漢方関連の英語の論文を読んでいると,まぎらわしいと感じるのは私だけではないはずです.

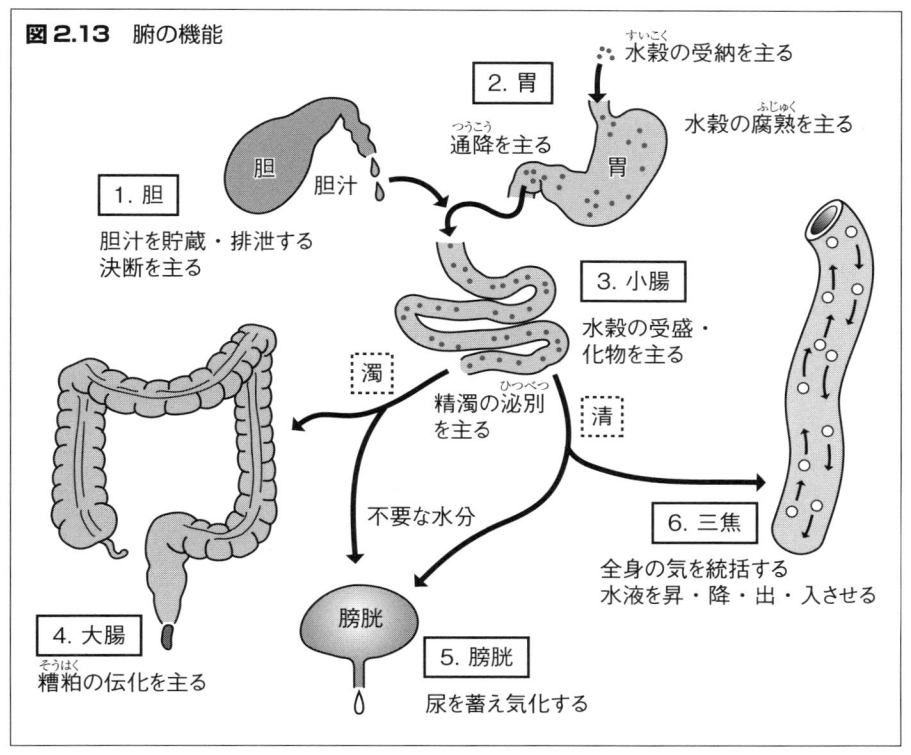

図 2.13　腑の機能

⑥**胆**
＜作用１＞胆汁を貯蔵・排泄する
＜作用２＞決断を主る

　精神機能の一部を担っています．古典では「肝は謀略を主」り，「胆は決断を主」るといわれるように，肝と協調作用します．

⑦**胃**
＜作用＞食物の受納(じゅのう)・腐熟(ふじゅく)・通降(つうこう)を主る

　食物を受け入れ（受納），消化し（腐熟），濁を下降させ排便へともっていく（通降）ので，空になると次の食物を受納できます．脾と協調作用します．

⑧**小腸**
＜作用１＞水穀(すいこく)の受盛・化物を主る
＜作用２＞精濁の泌別(ひつべつ)を主る

　胃から運ばれてくる腐熟した食物（水穀）を受け取ります．清（栄養）と濁（カス）に分け（泌別），清は脾により全身へ運ばれ，濁は大腸から排便されます．余分な水液は膀胱で尿となり排泄されます．

⑨**大腸**
＜作用＞糟粕(そうはく)の伝化を主る

　小腸から運ばれてくる濁を，肺と協調して排便します．

⑩**膀胱**
＜作用＞尿を蓄え気化する

　尿をつくり排尿します．腎の水調節作用と協調します．

⑪**三焦**
＜作用１＞全身の気を統括する

漢方医学コラム　腑にもご用心

　漢方の小腸も現代の小腸（Small Intestine）とは似て非なるものです．清濁の泌別はよいとして，ここから直接膀胱へいくとするところは「？」と思う方が多いでしょう．ただし，この膀胱はあくまで漢方の「膀胱」で，膀胱（Bladder）ではないのですから，漢方的にはこれでよしとしましょう．

＜作用２＞水液を昇・降・出・入させる

　三焦とは上焦・中焦・下焦の３つの「焦」ですが，津液の通路，まるで大きな水道管です．そのほか，気も通ることができます．

　ここで三焦の対になる臓がないことに気づくでしょう．このために理論では**心包**(しんぽう)を用意しています．心包とは，心を包み補佐する心外膜のようなもので，一種のこじつけと考えてよいでしょう．

2.3.4　そのほかの腑

　機能重視の漢方でも，解剖学的に見れば五臓六腑では足りません．

⑫**脳・髄**

　髄は神経で，髄の集まりが脳です．脳は髄から栄養供給されます．したがって腎に大きく依存しています．

⑬**骨**

　骨のことです．主に腎に依存しています．

⑭**脈**

　脈は血管と思っておきましょう．主に心に依存しています．

⑮**女子胞（胞宮**(ほうきゅう)**，血室**(けっしつ)**）**

　子宮と卵巣と思えばよいでしょう．主に肝，腎に依存しています．

2.3.5　臓と臓の間の相関

　五臓は五行に支配される以上，ある臓の失調は必ず別の臓に波及します．これは病理の章（第３章）で述べます．

2.3.6　再び臓腑の関係

　五臓五腑で，肝－胆，腎－膀胱は現代医学でもそのものです．脾－胃は少しわかりにくく，肺－大腸については，漢方理論でやっとわかりますし，心－小腸は漢方でもおよそ関連させにくいものです．臓腑の関係は，それぞれが属する**経絡**(けいらく)の関係を知ると非常にわかりやすくなります．これは主に鍼灸で用いる考え方なので，ここではこれ以上触れず，第８章の鍼灸で述べることにします．

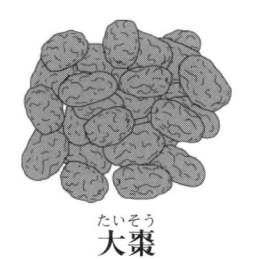

第3章
漢方の病理学

たいそう
大棗

前章では体の成り立ちについて理解できたことと思います．本章では身体の異常，すなわち病気の理解へと進みましょう．

3.1 病気の原因（病因）

病因は，身体の正常な機能を失調・破綻させる原因です．病因には**外因**と**内因**があります．

3.1.1 外因（外邪）

体外から襲ってくる病因で，天候，気候，季節的なもの，地理的なもの，生物的なもの，外傷，中毒，ストレスなどがあります．とくに重要なのが次にあげる**六淫（六邪）**です．

自然に存在する**風・寒・暑・湿・燥・火（熱）**の6つの気（六気）は，普通は無害ですが，病因になることもあります（**邪**とよばれるようになります）．このとき六気は六淫（または六邪）とよび方が変わります．六淫（六

表3.1 六淫

六気	六淫 （六邪）	季節	五行	冒されやすい臓	症状
風	風邪	春	木	肝	悪寒，頭痛，鼻づまり，人事不省，四肢麻痺をおこす．
暑・火 （熱）	暑邪・火邪 （熱邪）[1]	夏	火	心	高熱，発汗，口渇，全身の脱力，意識障害をおこす．
湿	湿邪	長夏[2]	土	脾	下痢，浮腫，湿疹，帯下の異常をおこす．
燥	燥邪	秋	金	肺	咳や喘息，皮膚乾燥をおこす．
寒	寒邪	冬	水	腎	筋肉の痙攣，関節の不調，関節痛，下痢をおこす．

[1] 火邪と暑邪は同類としてしばらく扱います．
[2] 長夏とは，とくに温暖湿潤〜亜熱帯気候の真夏のこと．数揃えで季節を5つにするために拵えたのかもしれません．

邪）には次のような特徴があります（**表3.1**, **図3.1**）．

＜特徴1＞**五行で同じ臓を冒しやすい**．

　ただし，風邪は肝だけでなく，衛気（肺）をも冒します．

＜特徴2＞**他の邪と組み合わさって害を及ぼしやすい**．

　風寒，寒湿，風湿，暑湿（湿熱），暑燥（燥熱）などがあります．

＜特徴3＞**内に同じ種類の病因（内傷）を生みやすい**．

　これは後述します（3.1.2参照）．

3.1.2　内因（内傷）

　体の内側に発生する病因です．

①生活の不節制

　飲食が不足すれば気虚（3.3.1①参照）を来たし，過剰になれば脾胃を傷めます．偏食すると5種類ある味（五味）のいずれかを多く摂ることに

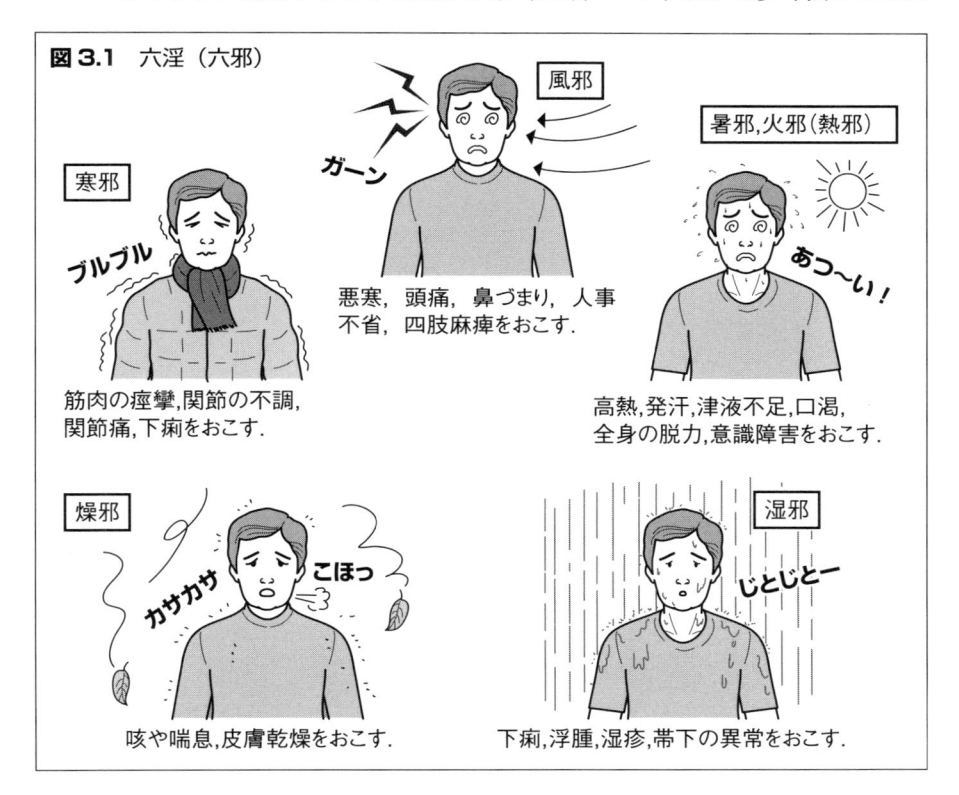

図3.1　六淫（六邪）

寒邪	風邪	暑邪, 火邪（熱邪）
ブルブル	ガーン	あつ〜い！
筋肉の痙攣,関節の不調,関節痛,下痢をおこす.	悪寒,頭痛,鼻づまり,人事不省,四肢麻痺をおこす.	高熱,発汗,津液不足,口渇,全身の脱力,意識障害をおこす.
燥邪		湿邪
カサカサ　こほっ		じとじと—
咳や喘息,皮膚乾燥をおこす.		下痢,浮腫,湿疹,帯下の異常をおこす.

> **漢方医学コラム　淫はなぜ5つではないのですか?**
>
> よく受ける質問を2つあげてみます．
> まずは「なぜ"六"淫なのですか，陰陽または五行にしたがうのならば，2または5つではないのですか」というものです．至極もっともな質問です．実は私も，なぜなのか知りませんが，普通は暑・火・熱をひとまとめにします．これで五邪になり，五行の配当表にもぴたりと当てはまるので，このほうが便利でよろしいかもしれません．
> 次の質問です．「こういう邪が実際に襲ってくるのですか？　現代では何に相当しますか」というものです．
> 実際にこういう邪が身の回りにウヨウヨしているわけではありません．病気になった際，「寒い！」と悪寒を感じれば「寒邪にやられた」といい，「咽が乾いて苦しい」となれば「燥邪にやられた」とするだけなのです．
> むろん，雪山で凍死しそうな状態や，火事で火傷を負ったような状態では，寒邪，熱邪にやられたといってもよいかもしれません．

なり五行のバランスを崩し，発病にいたります．働きすぎると疲弊し，運動が少ないと全身の機能が低下します．性交が過度になると腎気を消耗します（**表3.2**，**図3.2**）．

いずれも常識で，一言でいえば節制しなさいということです．

② **情志要因**

感情には**怒・喜・思・憂・悲・恐・驚**の7種類（**七情**）があります．普通は誰でも常にこのいずれかの感情をもっていますが，もちろんそれだけ

表3.2 五味

五味	五行	入る臓
酸	木	肝
苦	火	心
甘	土	脾
辛	金	肺
鹹	水	腎

図 3.2 五味

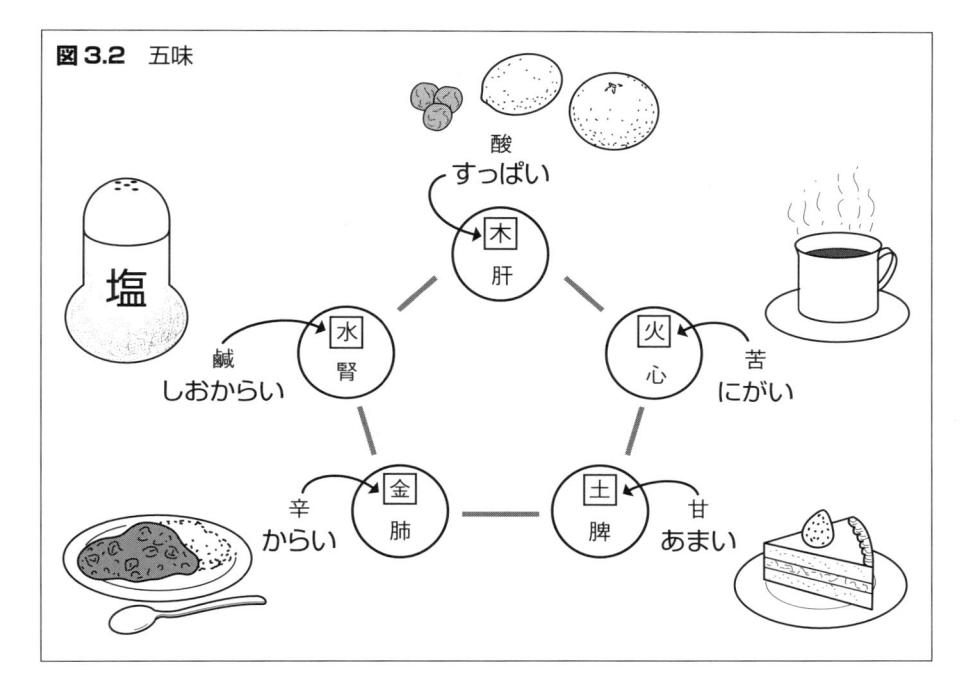

では病気になることはありません．しかし，ある感情を強く抱いたり，それが慢性的に続いたりすると病気になります．ストレスが病をおこすという，現代でいう心身症の先駆けのような概念です．

五行の配当表では，七情のうち同類のものをまとめて5種類の感情に分類し（**五志**，**表 3.3**，**図 3.3**），怒・喜・思・悲（憂）・恐（驚）が同類の臓を失調させるとします．五志が非常に強くなると内熱（内火）へと変化します（**五志化火**：**表 3.4** 参照）．

表 3.3 五志

五志	五行	入る臓
怒	木	肝
喜	火	心
思	土	脾
悲・憂	金	肺
恐・驚	水	腎

図 3.3　五志

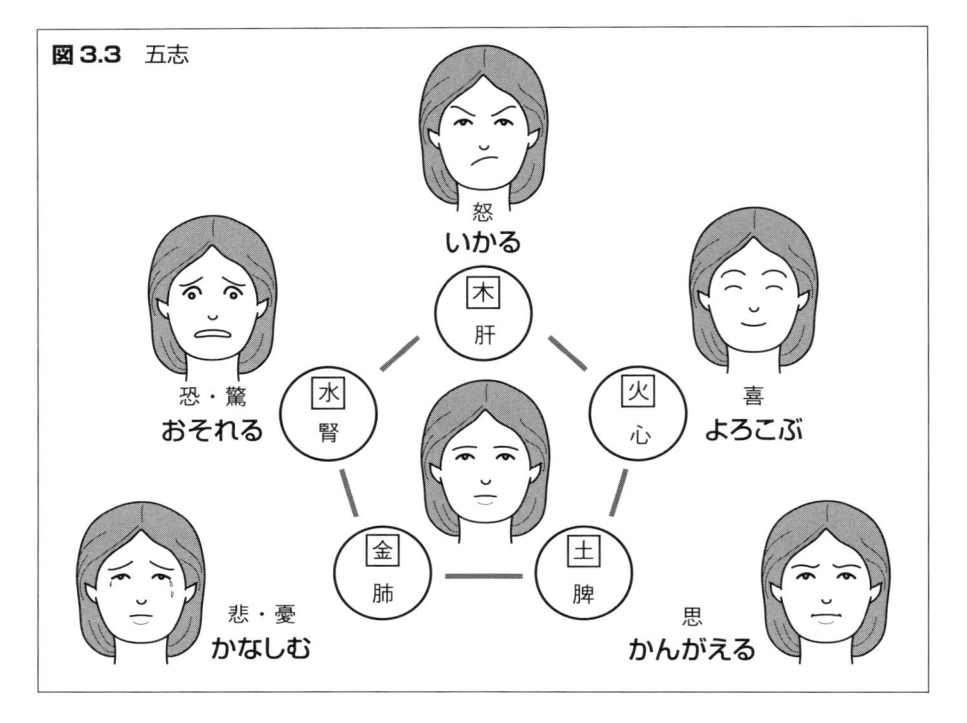

怒　いかる　木　肝
喜　よろこぶ　火　心
思　かんがえる　土　脾
悲・憂　かなしむ　金　肺
恐・驚　おそれる　水　腎

③内生五邪（内傷）

内風・内火（内熱）・内湿・内燥・内寒のことです．さまざまな原因で気が体内で失調したときに生まれます．冒される臓は，同類の六邪と同じです．内傷は外邪と呼応して病態をさらに悪化させます（**表 3.4**）．

④病理産物によるもの

瘀血(おけつ)

外傷時，寒を受けたとき，熱で津液が損傷されたとき，気虚(ききょ)や血虚(けっきょ)で血の流動が悪いときに発生します．他の病変によって生まれる産物ですが，別の病態の原因ともなります．詳しくは後述します（3.3.2 ②参照）．

痰飲(たんいん)

水飲の停滞や熱による燻蒸によって生まれる産物ですが，これも他の病態を引きおこす原因となります．痰は粘り，飲はサラサラしているもので，まとめて痰飲と称することが多いようです．これも詳しくは後述します（3.3.3 ②参照）．

表 3.4 内生五邪（内傷）

内生五邪	対応する六淫	五行	やられる臓	原因（病態）	症状
内風	風邪	木	肝	血熱，五志化火などによって生じた陽の単独亢進のほか，陰虚による二次的・相対的な陽の亢進によっても発生する．	筋の痙攣，人事不省をおこす（肝風(かんぷう)）．肌膚に乾燥やかゆみを来たす．
内火（内熱）	暑邪・火邪（熱邪）[3]	火	心	外邪が侵入後に火に変化しておこる（化火）．五志，痰，瘀血の化火もある（3.4.2 ②参照）．	精神不安，いらいら，不眠，昏倒などを来たす．肝を冒すと肝風となる．あるいは血を脈から追い出すので，出血が見られる．
内湿	湿邪	土	脾	水の過剰摂取，脾・肺・腎の失調で水湿の運行が停滞して生じる．	湿が下降すると浮腫ができやすい．肺や肌膚にたまると喘息や蕁麻疹を来たす．熱で蒸されて粘稠な痰に変化すると，さまざまなところにさまざまな症状を来たす．
内燥	燥邪	金	肺	嘔吐・下痢，大量発汗，熱邪の侵入，慢性疾患など陰虚による津液損耗でおこる．	肺，胃，大腸の乾燥をおこし，咳や喀血，口渇，口内炎，歯肉炎，便秘などを来たす．
内寒	寒邪	水	腎	陽気の衰退，とくに腎陽虚によって生じる．	筋の痙攣，関節の不調，関節痛，下痢をおこす．風邪，湿邪など．

　病気の原因は以上のようになります．これらがおこす病態を次に述べていきます．

---

[3] 暑は外邪しかありません（内暑はありません）．ここが火と暑の違うところです．

3.2 病態を表現する (1) 八綱分類

八綱分類は，体のどこがどのように病んでいるかを大まかに区別する，**病気の所在・性質・状態を明らかにする**ための方法で，陰陽・虚実・寒熱・表裏の合計8つの分類綱目（八綱）があります．陰陽は他の6つを総括するものです（図3.4）．非常に大雑把な分類ですが，病気の大局を見るのにはまずこれくらいがよいでしょう．

では，具体的に虚実・寒熱・表裏とはどのようなものなのでしょうか．

図3.4　八綱分類

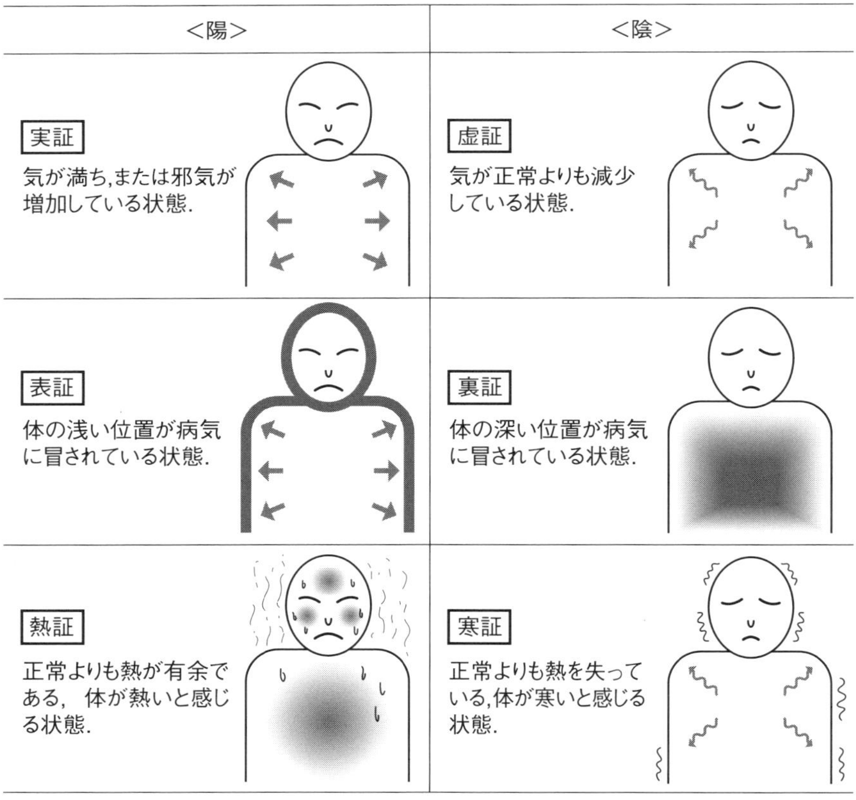

	<陽>	<陰>
	実証 気が満ち，または邪気が増加している状態．	虚証 気が正常よりも減少している状態．
	表証 体の浅い位置が病気に冒されている状態．	裏証 体の深い位置が病気に冒されている状態．
	熱証 正常よりも熱が有余である，体が熱いと感じる状態．	寒証 正常よりも熱を失っている，体が寒いと感じる状態．

3.2.1 虚証・実証

日本漢方では，筋骨が発達して顔色もよく，いかにも健康そうな状態を**実証**，痩せていて青白い顔で，いかにも不健康そうな状態を**虚証**といいます．実証の人は，強い邪気が来てもこれと激しく戦って撃退できるので，抵抗力が強いということになり，虚証の人は，弱い邪が来てもすぐに病気になってしまい，反応も弱く現れるので，抵抗力が弱いことになります．

気，血，津液（水）など，あるべきものが足りない場合を**虚証**といい，ちゃんと足りている場合，もしくは多すぎる場合を**実証**といいます．これは中医学的な考え方です（**表3.5**）．

表3.5 八綱

項目		どのような偏移か？
虚実	実証	気が満ち，または邪気が増加している状態．＜陽＞
	虚証	正気が正常よりも減少している状態．＜陰＞
表裏	表証	体の浅い位置が病気に冒されている状態．＜陽＞
	裏証	体の深い位置が病気に冒されている状態．＜陰＞
寒熱	熱証	正常よりも熱が有余である，体が熱いと感じる状態．＜陽＞
	寒証	正常よりも熱を失っている，体が寒いと感じる状態．＜陰＞

漢方医学コラム　虚実が日・中で違う?

日本漢方では上述の通りですが，中医学では「虚」とは「不足していること」を，「実」とは「足りていること」を指します．ですから中医学では，何が虚なのか実なのかが常に問題になります．

日本漢方の実証・虚証とは，中医学でいう邪実・気虚のことです．

感冒（かぜ）の場合に限れば，気が満ちていれば邪を防ぎますので，よほど強い邪が来て（邪実）はじめて発病するわけです．一方，気が足りなければ弱い邪にもやられるというわけです．

ここは初学者の方が混乱しやすいところです．

3.2.2 表証・裏証

表とは体表，**裏**とは体内のことであり，**表証**とは病気が表に，**裏証**とは裏にあることです．外から病因（邪）が侵入すると，まず表を冒して表証を呈します．邪が内へ進攻したり，病が体内で新たに発生（内生）すると裏証を呈します．

3.2.3 寒証・熱証

寒邪を感受したり，寒が体内で発生したときに見られるのが**寒証**であり，逆に熱邪・暑邪を感受したり熱が体内で発生したときに見られるのが**熱証**です．

なお，これらはすべて二項対立ですから，陰・陽理論により統合されています．具体的には次のようになります．

陰に属するもの	虚	寒	裏
陽に属するもの	実	熱	表

つまり，

（虚 or 実）×（寒 or 熱）×（表 or 裏）= 8 通り

の病態が表せることになります．この概念は，3次元の空間をモデルにし

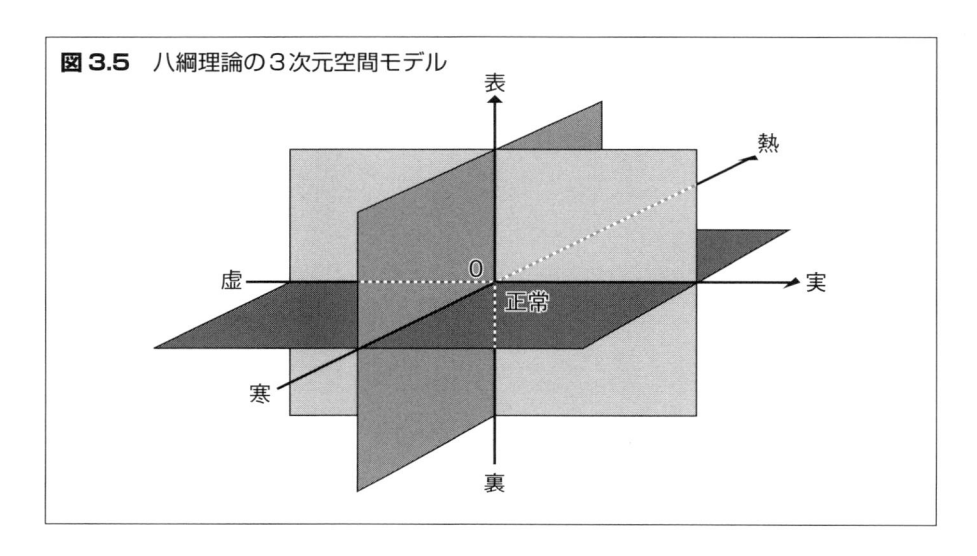

図3.5 八綱理論の3次元空間モデル

て考えると理解しやすいでしょう（**図3.5**）.

なお，**八綱分類は病気の所在・性質・状態を記述するもの**であって，**病気の原因を云々するものではない**ことに注意して下さい．

3.3 病態を表現する　(2) 気血水の病理・病態

気・血・水（気・血・津液）理論は，八綱と違い，病気の原因を云々できるのでした．結局，いずれも不足か過剰か（虚・実）に尽きます．過不足とは虚実なのですから，八綱理論の虚実を加味して，結局，気・血・水の虚・実が基本病態です．

なお八綱理論では，虚実以外にさらに表裏・寒熱がありました．したがって，気血水の虚実以外に，表裏・寒熱が加味されます（**表3.6**）．これをさらに細かく見ていけばよいわけです．

3.3.1　気血水の病理　(1) 気の病

①気の不足　〜気虚〜

気虚

気が不足している状態です．先天の精の不足，気の生成・供給不足，または過労，慢性疾患による気の損傷が原因でおこります．疲労，倦怠，息切れ，めまいなどがおこります．

気脱（きだつ）

大量発汗や大量出血（出産後，下血後，大量出血後など）により，気が血・津液にしたがって漏れでてしまうことにより，気虚が激しく一度におこったものです．

表3.6　気血水の病理

名称	不足	過剰
気	気虚（気脱・気陥）	気滞（気鬱・気逆）
血	血虚	血瘀
水（津液）	津液不足（津虚）	津液過多（水毒・痰飲）

気陥
　気虚の一種で，気の上昇力が低下した状態です．脾の失調によるものが多く，内臓下垂，下血，脱肛などがおこります．

②気の過剰　～気滞～
　気の流れが渋滞をおこした状態です．気全体の量が過剰になるのではありません．ですから，「気実」とはいいません．

気鬱
　寒邪の侵入，内傷，瘀血や痰の滞留などさまざまな原因でおこる，気の流れが悪い状態です．精神的不快感や，身体各部の痛みがおこります（気通じざれば即ち痛む：「黄帝内経」の有名な言葉）．気滞による疼痛は，瘀血によるものと対照的に移動・出没しやすいものです．

気逆
　気滞の部位へ気が送られてきて，気滞が悪化し，気の逆流がおこった状

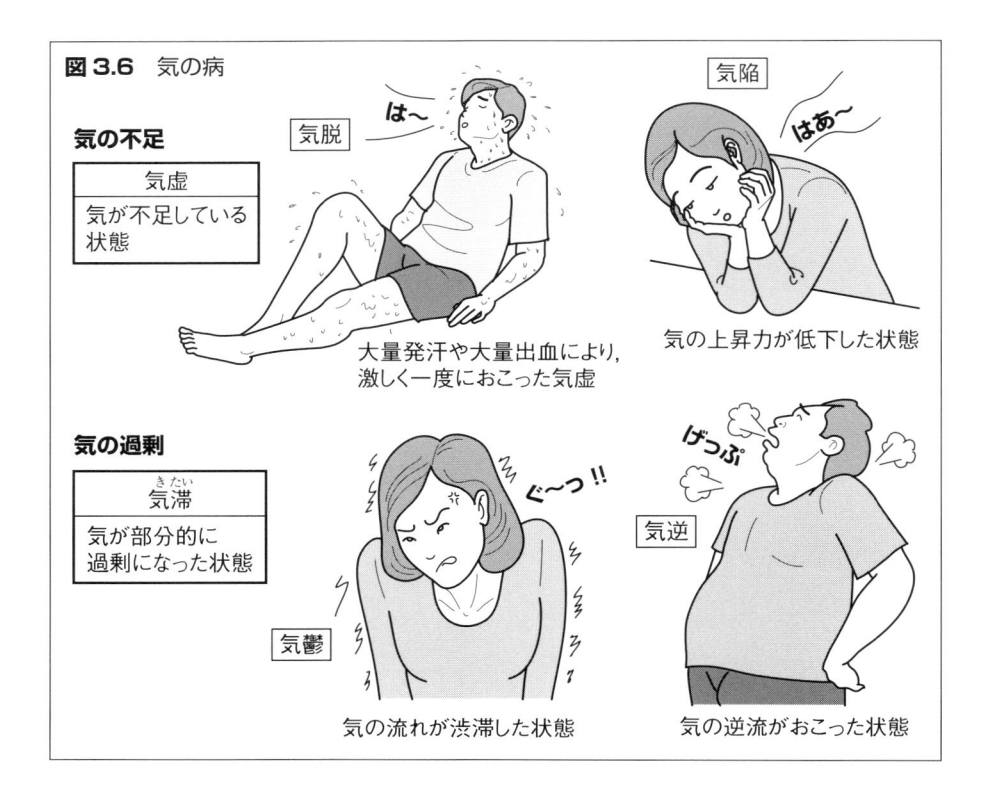

図3.6　気の病

気の不足

気虚：気が不足している状態

気脱：大量発汗や大量出血により，激しく一度におこった気虚

気陥：気の上昇力が低下した状態

気の過剰

気滞：気が部分的に過剰になった状態

気鬱：気の流れが渋滞した状態

気逆：気の逆流がおこった状態

態です．頭痛，めまい，吐血，咳，げっぷ，嘔気などがおこります（**図3.6**）．

3.3.2　気血水の病理　(2) 血の病

①血の不足　〜血虚〜

血の量の不足です．気虚による血の生成不足，種々の出血，慢性疾患による血の損傷によっておこります．めまい，ふらつき，かすみ目，不眠，動悸，しびれ感，月経不順，皮膚の乾燥，かゆみなどがおこります．

②血の過剰　〜血瘀（けつお）〜

気と同じく，全体量が過剰になるのではなく，渋滞をおこして部分的な過剰がおこるだけです．

血が寒を帯びて（**血寒**（けっかん））鬱滞したとき，血が熱を帯びて（**血熱**（けつねつ））蒸されたとき，外傷により脈から離れて固まり戻ってこないとき，あるいは気虚により血の推動が落ちたときに発生する，血の流れが悪い状態が**血瘀**です．

血瘀のときに血からつくられる物質が**瘀血**です．瘀血は気の流れを阻滞し，四肢の冷え・しびれ，腹痛，月経不順，各種疼痛がおこります．瘀血の痛みは気滞によるのと対照的に，固定され持続します（**図3.7**）．

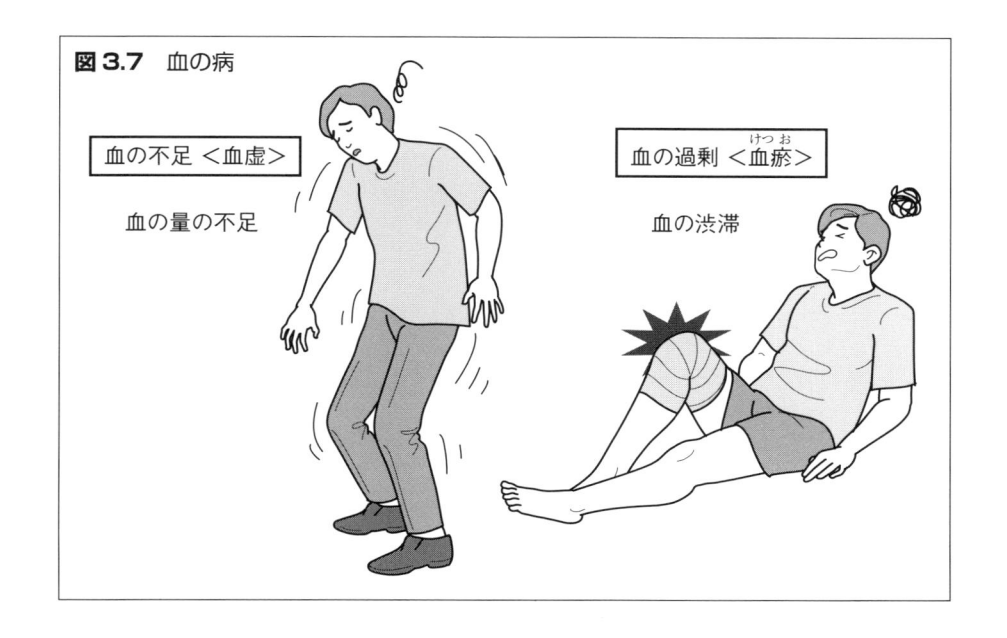

図3.7 血の病

血の不足＜血虚＞
血の量の不足

血の過剰＜血瘀（けつお）＞
血の渋滞

3.3.3 気血水の病理 （3）水（津液）の病

①津液の不足　〜津虚〜
　脾の失調か食物の摂取量が足りないかによる津液の生成不足，もしくは熱による津液の消費および発汗過多などによる消費過多によるものです．乾性咳，口渇，便秘などがおこります．

②津液の過剰　〜水毒・痰飲〜
　津液の輸送が失調し，停滞して局地的に過剰になった状態です．津液の輸送にかかわる肺と三焦の失調でおこります．浮腫のほか，津液が熱で蒸されたり寒で凝滞したりして痰を形成し，痰，湿性咳などがおこります（**図3.8**）．

3.3.4　気・血が同時に病む場合

　さて，気だけ，血だけ，あるいは水（津液）だけが病むということは実はあまりないのです．実際にはもう少し複雑です．ここでも，用語は記憶しなくても構いません．大事なのは内容を理解することです（**図3.9**）．

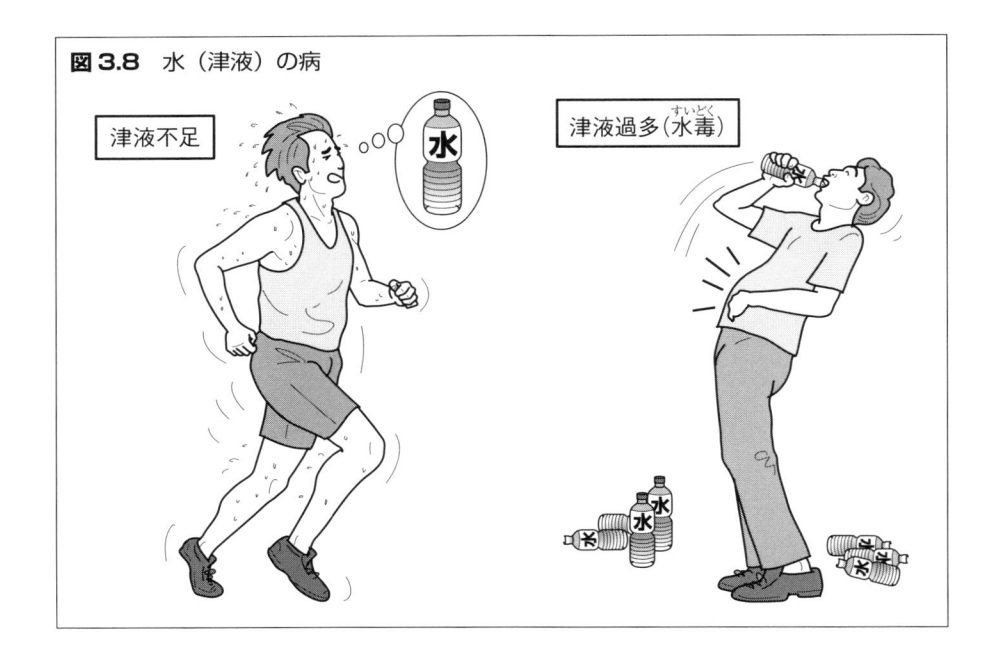

図3.8　水（津液）の病

> **漢方医学コラム** 瘀血, 痰飲とは具体的に何ですか?
>
> 「瘀血と血塊, 血栓は違うんですか」と訊いた学生がいました. そもそも気は眼に見えないのに対し, 血や水（津液）は, いくら物質ではなく機能的な表現だとは断っても, 実際に眼に見えますので, こういう質問が出るのでしょうか.
>
> 血と血液, 水（津液）と体液は, 正確には違います. それぞれ前者が後者を包含すると考えてよいでしょう. ですから, 瘀血や痰飲というのも, 眼に見える血塊や血栓, 喀痰等を含むのですが, あくまで概念上のものです. 具体的に何かこういうものだとはいえません.

気血両虚

気虚によって血の産生が低下し, 二次的血虚を来たした状態です. 次の3つがあります. いずれも気虚の症状＋血虚の症状が現れます.

a. 気不生血

気虚による二次的血虚です.

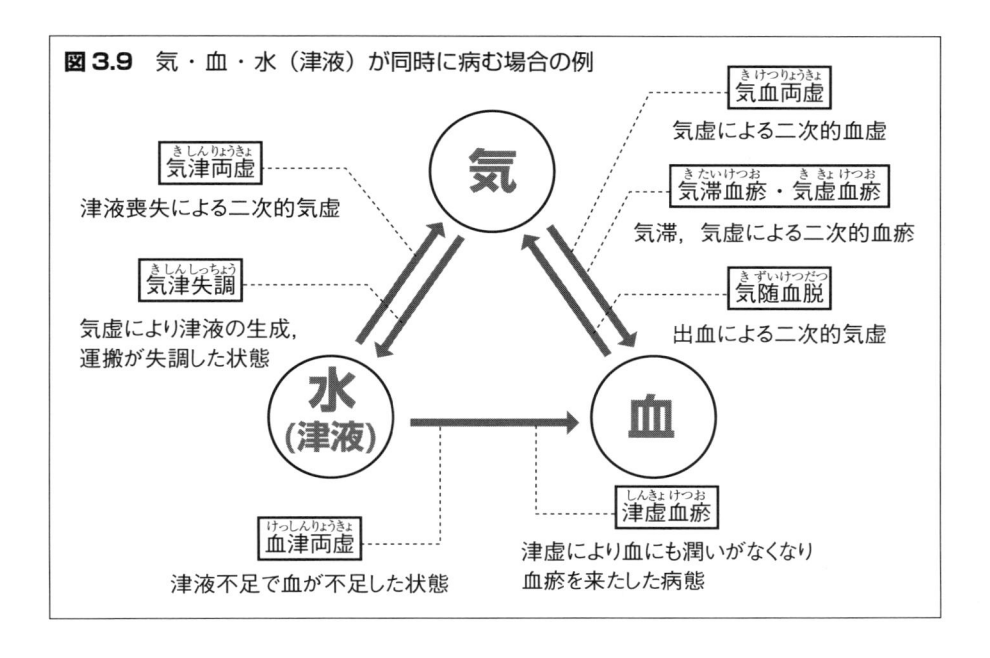

図3.9 気・血・水（津液）が同時に病む場合の例

- **気血両虚**: 気虚による二次的血虚
- **気津両虚**: 津液喪失による二次的気虚
- **気滞血瘀・気虚血瘀**: 気滞, 気虚による二次的血瘀
- **気津失調**: 気虚により津液の生成, 運搬が失調した状態
- **気随血脱**: 出血による二次的気虚
- **血津両虚**: 津液不足で血が不足した状態
- **津虚血瘀**: 津虚により血にも潤いがなくなり血瘀を来たした病態

b. 気不摂血

気の固摂作用が失調して出血し，血虚になった状態です．

c. 気随血脱

出血に伴い気も漏出し，二次的に気虚になった状態です．吐血，下血，皮下出血，過多月経などの出血症状が現れます．

気滞血瘀

気滞では血の巡りも悪くなり，二次的血瘀を来たした状態です．気滞の症状＋血瘀の症状が現れます．

気虚血瘀

気虚により血の巡りも悪くなり，二次的血瘀を来たした状態です．気虚の症状＋血瘀の症状が現れます．

血随気逆

気逆になって血も逆流し，上亢する状態です．体上部を冒すので，体上部からの出血，脳卒中などが現れやすくなります．

3.3.5　気・津液が同時に病む場合

気津両虚

津液喪失による二次的気虚です．発汗過多，下痢などで水分を大量に失ったときなどにおこります．口渇，意識低下＋気虚の症状が現れます．

気津失調

気虚により津液の生成が低下したり，運搬が失調した状態です．慢性疾患で見られます．口渇，意識低下，乾性咳，嘔気，便秘，浮腫などがおこります．

3.3.6　血・津液が同時に病む場合

血津両虚

津液不足で血が不足した状態です．津液は血の重要な成分ですから，当然相互に影響します．陰虚ですから，相対的に陽が熱化し，さらに火となって血が熱を帯びることがあります（**血燥**といいます）．津虚症状＋血虚の症状が現れます．

津虚血瘀

津虚により血にも潤いがなくなり，血瘀を来たした病態です．津虚の症

状＋血瘀の症状が現れます．

3.3.7　気・血・津液が同時に病む場合

　もちろんこれもあります．複雑多岐にわたるので，本書では触れません．ただ，これまでのことが理解できていれば困ることはないはずです．

3.4　病態を表現する　(3) 五臓六腑の病理・病態

　気・血・水理論とは別に，身体の諸機能を臓腑として分類し，身体の失調を臓腑のそれに帰す考え方が**五臓理論（臓腑理論）**です．

　一般に，臓の病は虚の傾向に，腑の病は実の傾向にあります．実際には臓腑それぞれにおいて気血水が動くので，臨床では「気・血・水理論＋臓腑理論」で病態を検討し治療に活かすことがほとんどです．つまり病は，

　A．臓腑における気血水の虚実証
　B．内邪・外邪の臓腑への影響

として現れることになります．

3.4.1　臓の病理　(1) 肝の病理

①肝の虚証
肝気鬱結（肝鬱）
　　かん き うっけつ　かんうつ

　精神状態の失調の一種です．五行理論からとくに肝と同じ「木」に属する「怒」が関連しますが，肝気鬱結がおこると全身の気の疏泄が失調して気滞がおこり，いらいら，抑うつ状態，月経不順などを来たします．血の流れも悪くなり，とくに肝気が通る経絡の通行部位（咽，乳房，みぞおちなど）に疼痛や腫瘤が発生します．鬱結した気はやがて爆発します．肝気鬱結の場合はすぐ近辺にある脾・胃へ暴発し，その失調をおこします（**図3.10**）．強い精神的ストレスを受けると胃が痛くなったり，下痢をしたりするのがその良い例です．

　肝鬱がひどくなると火と化し，上へ進攻（上亢）して症状が体上部に現れます．これが血に迫ると出血をおこします．脳出血がその典型的な例です．また，陰（津液）を焼灼すると陰虚になります（次頁参照）．

図3.10　肝の病理

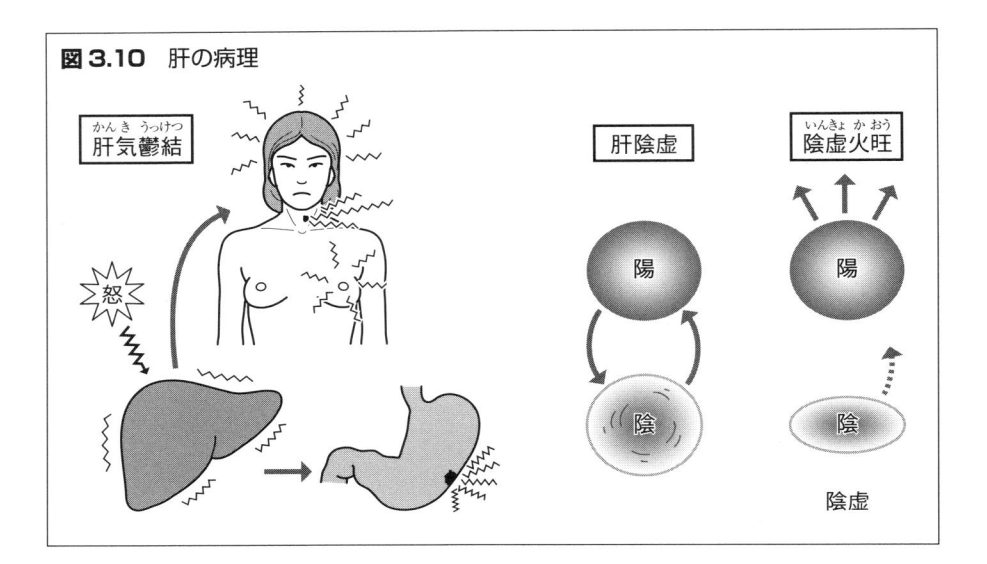

肝気鬱結（かんきうっけつ）　　肝陰虚　　陰虚火旺（いんきょかおう）

怒

陽　陰

陽　陰　陰虚

肝血虚・肝陰虚

　肝の血の不足が肝血虚，津液の不足が肝陰虚です．ともに気と対比すると陰に属しますので，まとめて肝陰虚と捉えることもあります．

　肝血虚／肝陰虚では，五行で肝と同じ「木」に属する筋を養えなくなって痙攣がおこりますし，肝の開竅部である眼の病気が目立ちます．

　陰虚になると，陽が陰による制御を失い上亢します（**陰虚火旺**といいます）．めまい，頭痛など上部に症状を来たします．また，肝陽の風の性質が強くなって筋痙攣，振戦（ふるえ）などがおこります．さらに熱症状を伴った中枢神経症状が現れることもあります．

　血虚による風は筋の痙攣などをおこします．また，血燥によるものは皮膚の乾燥やかゆみなどの症状をおこします．

②その他の肝の病
寒滞肝脈（肝経寒滞）（かんたいかんみゃく　かんけいかんたい）

　侵入した寒邪や，身体の内部でおこる内寒が，肝経（第8章で解説）の気血の流れをせき止めた状態です．気が流れなくなるため，下腹部〜睾丸痛，月経痛の痛みがおこり，血が流れないため，筋痙攣などの症状が主に下半身におこります．

> **漢方医学コラム** 漢方用語は難しい?
>
> 　漢方（中医学）はすべて漢字，漢文表現なので一見難しそうですが，実は内容を簡潔に表していますので，慣れると非常に便利です．見るだけでなんとなく意味は理解可能でしょう．
>
> 　実際に，「傷寒論」などを原書（中国語）で勉強している漢方医も多く，中国語ができる人も比較的多いようです．
>
> 　しかし，用語を記憶する必要はありません．理解することが大事です．漢文・漢字の素養はなくてもかまいませんが，あるとベターでしょうし，何より漢方をやっていると，徐々にそういう方面に興味が湧き，知識も付いてくるのは楽しいものですよ．

3.4.2　臓の病理　(2) 心の病理

① 心の虚証

心気虚

　心気が減弱した状態です．これにより心の機能が失調し，全身への血の供給が落ち，動悸，息切れ，胸痛などがおこります．また精神状態が低下します．これが激しくなると**心陽虚**といいます．身体が温まらなくなり，虚寒症状が現れ，循環機能，精神機能が激しく低下します．ひどくなると心陽が突如途絶え，冷汗，四肢の冷感，意識低下（失神）などがおこります（**図 3.11**）．一種のショック症状です．

心血虚・心陰虚

　心血虚では動悸，息切れ，胸痛，めまい，物忘れ，不眠などがおこります．さらに精神を栄養できなくなると，意識状態が怪しくなります．血は気を補うので，心気虚にもなります．**心陰虚**は心陽の上亢を二次的におこし，肝陽の上亢に似た症状を来たします．

② その他の心の病

心火亢進（心火上炎）

　外感した熱邪や，五志化火などで内生した熱が心に波及した状態です．あるいは種々の病因で血や津液が虚した場合に，相対的な陽亢としてもおこります．血は熱を帯び，精神は興奮し，いらいら，不眠，口内炎，口渇

図 3.11 心の病理

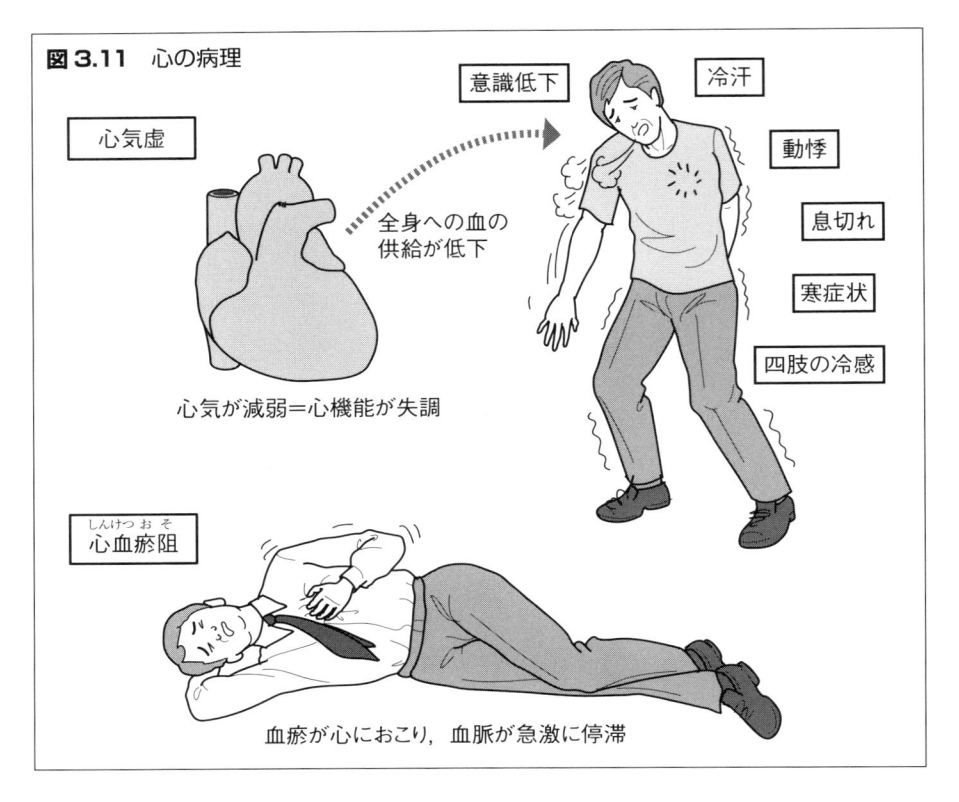

心気虚
全身への血の供給が低下
意識低下
冷汗
動悸
息切れ
寒症状
四肢の冷感
心気が減弱＝心機能が失調

心血瘀阻（しんけつおそ）
血瘀が心におこり，血脈が急激に停滞

などがおこり，ときに人事不省にもなります．

心血瘀阻（しんけつおそ）

血瘀が心におこった状態です．これにより心血脈が停滞し，ひどくなると心停止します．気が突然停滞するので，激痛がおこります．急性心筋梗塞が代表的な例です．

痰阻心竅（たんそしんきょう）（痰迷心竅（たんめいしんきょう））

肝気鬱結によって脾胃の機能が低下し，津液の循環が悪くなったために発生した痰が心に影響し，心機能を抑制する状態です．さらに痰が化火して，突如精神を乱すこともあります．臨床的には認知症，統合失調症などがその良い例です．痰が突如心竅（心が外部に向けて開いている穴）を塞ぎ，気血を遮断すると，てんかん発作や脳梗塞のような状態を呈します．

3.4.3　臓の病理　(3) 脾の病理

①脾の虚証

脾気虚（ひききょ）

脾の気虚です．運化，昇清，生化・統血を主る脾の気が減るので，津液と水穀の気を全身へ送ることができず，消化不良や食思不振，倦怠，めまいなどがおこります（**図 3.12**）．気陥がおこると内臓下垂などが生じ，胃下垂，子宮脱，脱肛などがおこります．

統血機能が失調すると出血もおこり，下血，血尿，子宮不正出血などがおこります．

よりひどい場合は，脾の温煦（おんく）作用（p. 14 参照）が低下して**脾陽虚**（ひようきょ）となり，全身，とくに四肢の冷感が現れます．

脾陰虚（ひいんきょ）

脾の津液が不足した状態です．脾気虚からくる津虚によるものが多いです．陰虚陽亢があるので，口渇や口内炎なども現れます．

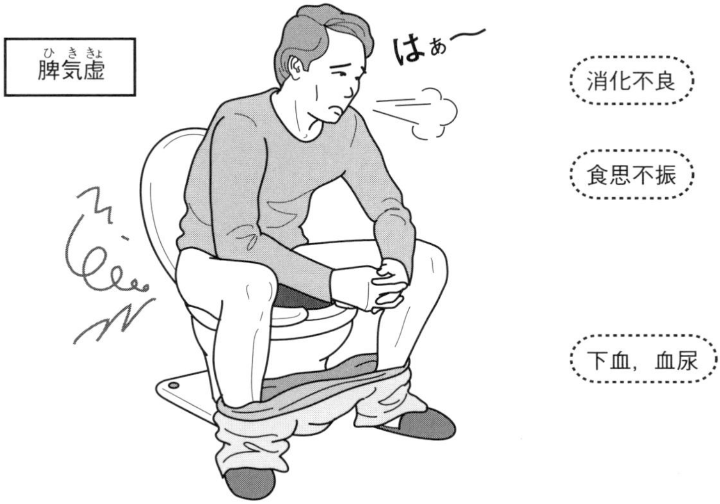

図 3.12　脾の病理

②その他の脾の病
水湿中阻／脾虚湿盛
すいしつちゅうそ　　ひきょしつせい

　脾陽虚が進んでさらに津液の代謝が悪くなり，消化不良がひどくなった状態です．津液は皮膚にあふれて浮腫をおこし，全身の重だるさがおこります．

寒湿困脾
かんしつこんぴ

　寒邪や湿邪を外感しても同様のことはおこりえます．やがて痰飲が形成され，痰飲は肺にも及び，喘息や痰が多くなります．

3.4.4　臓の病理　(4) 肺の病理

①肺の虚証

肺気虚

　要は肺機能の低下です．具体的に次の2つがあります．

　a. **肺気不宣**
はいきふせん

　　宣発機能の失調で，鼻閉や咳，汗がでにくいなど，本来「でるはずのものがでない」状態です．

　b. **肺失粛降**
はいしつしゅくこう

　　粛降機能の失調で，咳，喘息症状など，「降りるべきものが降りない」状態です．ともに邪の侵入，痰や瘀血でもおこります．これらが続くと，やがて真の肺気虚となります（**図3.13**）．

肺陰虚

　燥邪の侵入，五志化火や慢性疾患（久病）によっておこる，肺の津液不足です．咳，粘稠痰，潮熱，盗汗（寝汗），口渇，嗄声（かすれ声），血痰などがおこります．腎陰虚（3.4.5 ①参照）による虚火が肺に及んでおこるものもあります．肺陰虚で虚火がおこると，肺の脈絡を損傷して出血します．

②その他の肺の病

熱邪壅肺・風熱犯肺
ねつじゃようはい　　ふうねつはんぱい

　侵入した熱邪により肺気が塞がれた状態です．発熱，咳，粘稠痰，鼻汁，鼻閉，口渇などがおこります．ひどくなると脈絡を焼き，出血して血痰，喀血などがおこります．肝鬱化火が肺に及んだ結果のこともあります．

風寒束肺
ふうかんそくはい

　寒邪の侵入により肺気が塞がれた状態です．発熱，咳，痰（白色で希薄），

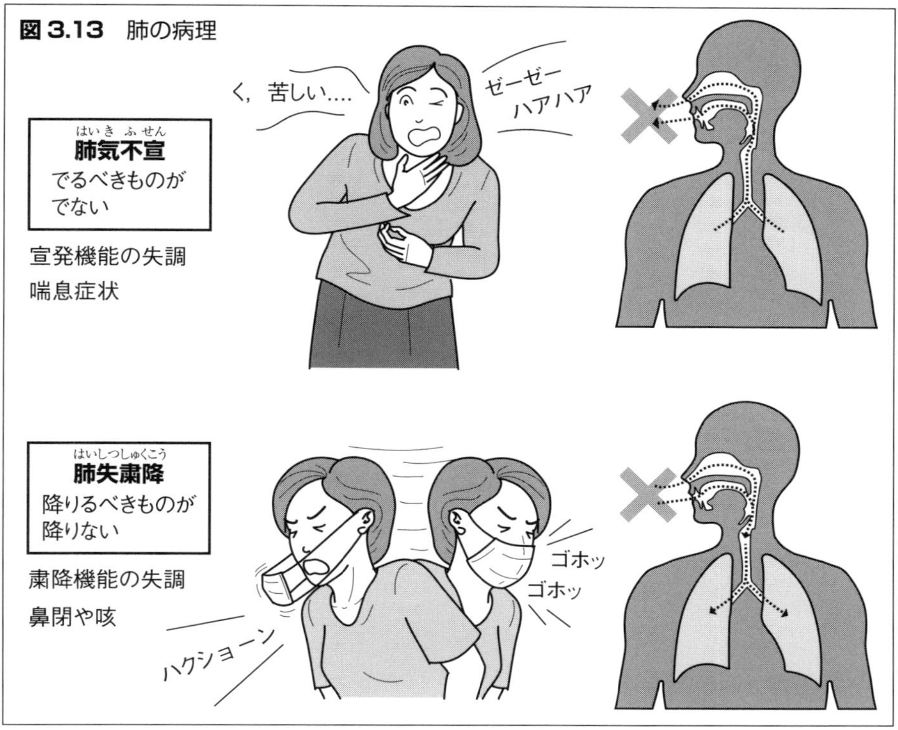

図3.13 肺の病理

肺気不宣（はいきふせん）
でるべきものが
でない

宣発機能の失調
喘息症状

肺失粛降（はいしつしゅくこう）
降りるべきものが
降りない

粛降機能の失調
鼻閉や咳

水様性鼻汁などがおこります．

痰湿阻肺（たんしつそはい）

　侵入した寒邪・湿邪，内生した湿が肺に貯留し，肺機能を妨げた状態です．粘稠痰（白色），喘息などがおこります．熱化して熱を帯びることもあります．

3.4.5　臓の病理　(5) 腎の病理

①腎の虚証

腎気虚

　腎気の不足です．腎の気は，先天の精と後天の気から補充されますが，先天的に不足している場合や，栄養失調，慢性病などで消耗してしまう場合があります．成長障害，性機能不全，老化促進などがおこるほか，精液漏出，不妊，流早産，大小便の失禁，四肢冷感，下肢倦怠感などが見られ

ます．

腎陽虚

腎陽の不足した状態です．温煦作用が衰え，体が冷えます．腎陽は全身の陽の代表，総括ですから冷えは全身に及び，四肢の冷感，下肢倦怠感，インポテンツ，不妊症，浮腫などがおこります．

腎陰虚

腎の陰虚です．各陰虚に共通の病因でおこります．陰虚から陽亢をおこすと，腎陽だけでなく，腎陰に制御されていた心の陽も浮揚し，不眠，めまい，耳鳴り，潮熱，子宮不正出血，頭髪の脱毛などをおこします．腎陰虚は肝陰虚にもつながりやすいものです（3.4.1 ①参照）．

②その他の腎の病

腎は肺と連動して納気を主るので，これが失調すると気が下りてこなくなり，咳や喘息を呈するようになります（3.4.12 ④参照，**図 3.14**）．

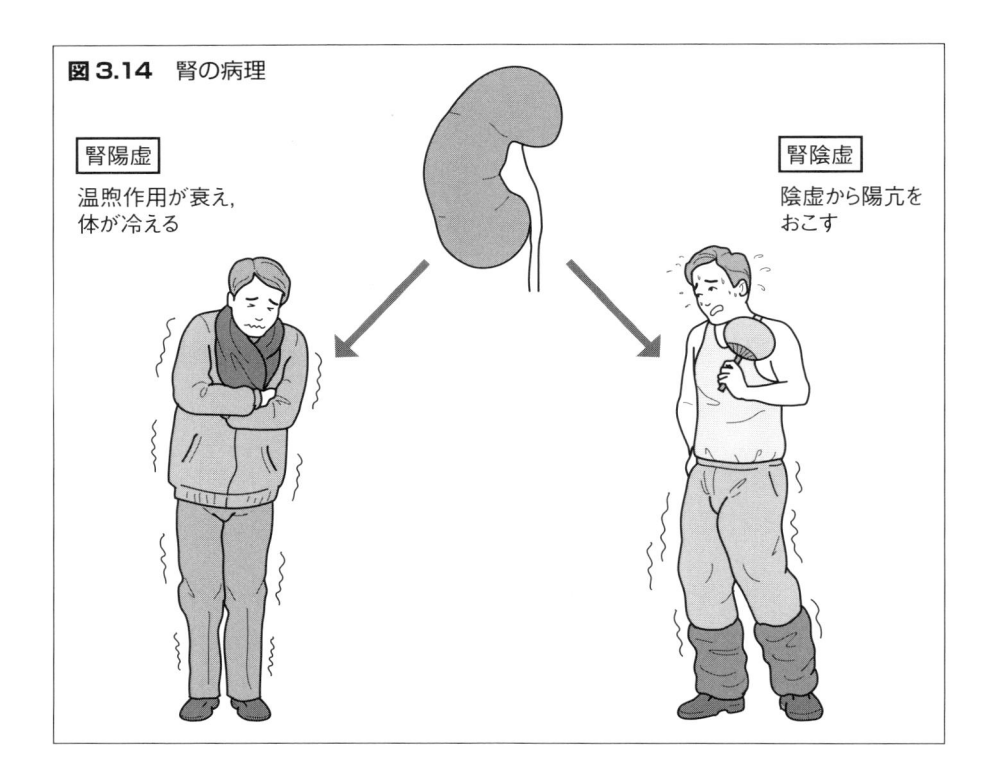

図 3.14 腎の病理

腎陽虚
温煦作用が衰え，体が冷える

腎陰虚
陰虚から陽亢をおこす

> **漢方医学コラム　理論はそんなに大切ですか？**
>
> 　漢方理論を「屁理屈」扱いした漢方医がいます．「そんなもの，体におこる現象を説明するために後で勝手に理屈付けただけだ」というのです．
>
> 　しかし，自然科学の理論はすべてそうです．後付けです．漢方，中医学を科学（医学）たらしめているのはその理論です．だから理論の学習は必要なのです．
>
> 　ただし漢方では眼で見えるものが少ないので，よくよく注意していないと「理屈屋」になってしまい，病理は説明できるが患者は治らないということにもなりかねません（そんな漢方医も少なくないのです）．

3.4.6　腑の病理　(1) 胆（たん）の病理

胆気鬱結

　胆気の流れが悪くなった状態です．決断力の低下，不安，焦燥などが現れます．寒邪が胆を襲ったときや，表裏をなす肝の気鬱からくることもあります．胆汁の貯蔵・排泄が障害され，黄疸が現れ，脾胃の運化も低下します．

胆気虚寒

　胆の冷えです．体内の陽虚（主に腎陽虚）で内生した寒（**虚寒**（きょかん）という）が肝に伝わったものです．決断力低下，精神不安などのほか，めまい，悪心，耳鳴りなどがおこります．

肝胆湿熱

　胆の熱は肝に伝わります．いらいら，不眠，目のかゆみ，ただれ，赤目，口苦，吐気，悪心，黄疸，疼痛，湿疹，湿熱は下って外陰部の炎症，悪臭帯下，尿混濁などがおこります．

3.4.7　腑の病理　(2) 小腸の病理

小腸虚寒

　体内の陽虚で内生した虚寒や，外から感受した寒邪が小腸に及んだ状態です．下痢，腹痛，多尿などがおこります．

小腸実熱

湿熱や，小腸の裏の臓である心の火が伝わって小腸が熱を帯びた状態です．小腸は清濁を泌別できなくなり，血脈が損傷され，血尿や排尿時痛がおこります．

3.4.8　腑の病理　(3) 胃の病理

胃気虚

飲食不摂生による飲食物の胃内停滞（**食滞**または**食積**という）などにより，胃気が虚した状態です．胃は脾と協調しているので，脾の機能を失調させるため，嘔吐，胃痛，げっぷ，下痢（泥状便）などがおこります．なお，食滞は湿熱を生み，胃熱（後述）につながります．

胃陰虚

胃の陰虚です．虚熱がおこり，胃熱が発生し，次の胃熱証と似た症状をおこします．

胃熱

胃が熱をもった状態です．味の濃いもの，辛いものや脂っこいものを偏食・多食したり，飲酒過多でおこります．激しくなると胃火に変化し，焼けるような胃痛や，嘔吐，歯肉出血，口内炎，便秘などを呈します．肝鬱化火でもおこります．

胃寒

胃が寒を帯びた状態です．冷たいものを飲食したり寒邪を外感したりするとおこります．もちろん内生する場合もあります．胃気が寒により疎通しなくなるので，激しい痛みを発生し，消化不良が見られます．

3.4.9　腑の病理　(4) 大腸の病理

大腸気虚

大腸の機能低下です．大便を排泄までもっていけなくなり，弛緩性の便秘がおこります．

大腸陰虚

大腸の陰虚です．虚熱で便が乾燥するほか，大腸の裏にあたる肺も機能失調を来たし，気の推動が落ちるため，便秘します．

大腸虚寒

　大腸が寒を帯びた状態です．寒湿邪の外感や，脾虚（脾陽虚）や腎陽虚によっておこり，温められないために下痢するようになります．

大腸湿熱

　外感または内生した湿熱が大腸へと流入した状態です．血脈を焼いて粘血便がおこります．肛門も熱を帯びて焼けるような痛みを生じ，気血が鬱滞して痔核となります．

3.4.10　腑の病理　(5) 膀胱の病理

膀胱気虚

　膀胱機能の低下です．表に当たる腎が機能失調しておこることが多く，尿不利あるいは尿漏れ，失禁などがおこります．

膀胱湿熱

　膀胱が湿熱を帯びた状態です．血尿，残尿感，排尿痛，尿減少などをおこします．尿は焼灼されて結石となり，この石と熱が膀胱の血脈を損傷し，激痛を伴う血尿を呈します．

3.4.11　腑の病理　(6) 三焦の病理

　三焦は気および津液の通路ですから，ここが機能失調をおこせばすべての臓腑が失調することになります．

漢方医学コラム　山椒大夫ならぬ「三焦大夫」？

　初診の患者さんには問診票に記入してもらうのですが，普通は「生理痛を治したい」とか「アレルギー体質を改善してほしい」などと書いてあります．

　珍しかったのは，「三焦を治してほしい」と書いた方です．同業者かなと思ったのですが，漢方にとても興味をおもちの男性でした．実は脾が弱かったので，そちらの治療で症状は取れていきましたが，「本当は三焦は治りにくいんですよね」という謎の言葉を残して診察終了となりました．

3.4.12 二臓の病理

　ある臓の病が慢性化すると，続いて相生・相克関係にある別の臓が病むことがあります（伝変という）．そのような臓の組み合わせは，理論上 $_5C_2$ = 10 組あることになります．

　まずは，相生関係の病理について説明します（**図3.15**）．

①肝と心

　五行理論で「母」である肝の血が減少すると，「子」である心の血も減ります．また肝は疏泄を主り，心は神志を主りますが，肝火がおこると心に飛び火し，心火（心の陽気）が旺盛となって意識障害などをおこします．逆に心の病が肝へ及ぶこともあります．

②心と脾

　心気が虚すると，心機能が落ちて血が巡らないので，脾気が栄養されず

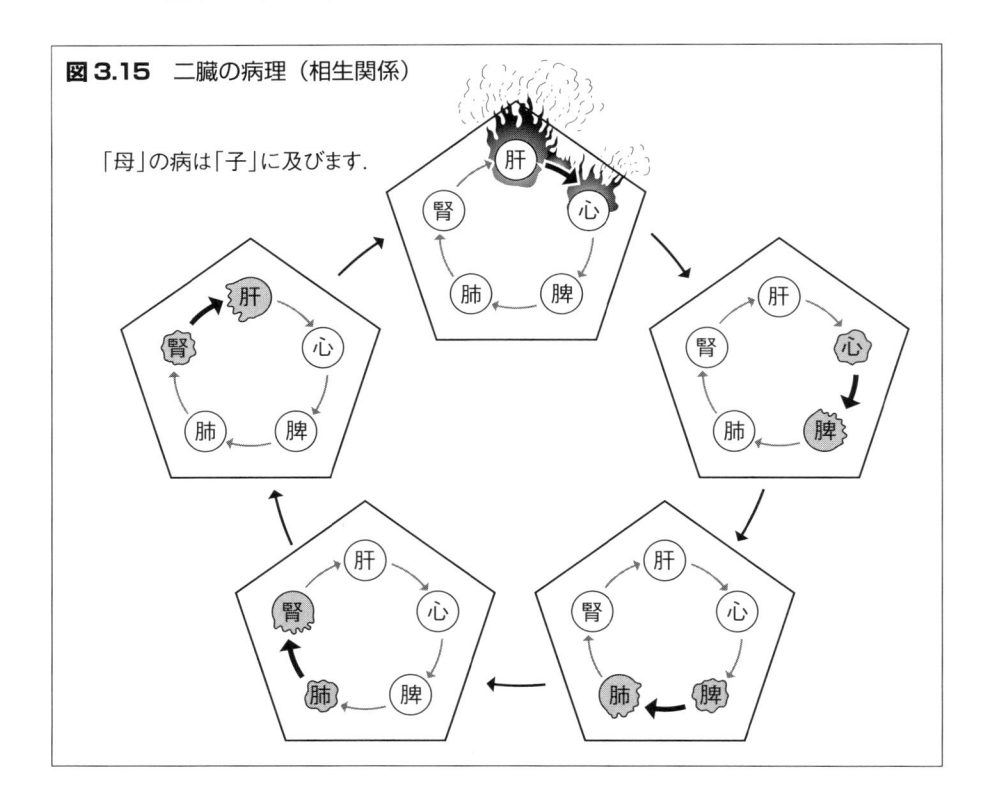

図3.15 二臓の病理（相生関係）

「母」の病は「子」に及びます．

に虚します．脾気が虚すると血を生むことができなくなり，統血されずに血が漏出するので血が減ります．同様に心血も減ります．

③**脾と肺**

脾気が虚すと肺気も虚して，全身へ気が巡らなくなり，水湿も停滞して浮腫や痰が現れます．痰は肺に溜まり，肺気失宣するため，呼吸が失調し元気がなくなります．逆に，肺気が虚すと脾気に影響し，運化が失調して四肢のだるさ，下痢などが現れます．

④**肺と腎**

肺の粛降機能に腎の納気が作用して呼吸が成立するので，どちらが失調しても呼吸がうまくいかず，咳や喘息がおこります．

また，肺失宣降(はいしつせんこう)で水湿が停滞し，水湿を処理する腎に負担がかかり，浮腫をおこすことがあります．逆に腎の失調が肺に及んで喘息，浮腫などがおこることもあります．

腎陰虚で生じる虚火が，肺に及んで肺陰を焼く場合もあります（**肺腎陰虚**）．

⑤**腎と肝**

腎精(じんせい)（腎陰）は，肝が蔵する血を滋養し，肝血は腎精をも滋養するので，腎精虚は肝血虚を来たし，肝血虚は腎精虚を来たします．肝と腎はもちつもたれつの関係にあるのです．肝腎は同源であり，共倒れもしやすいのです（**肝腎陰虚**）．

次に，相克関係の病理に移ります（**図 3.16**）．

⑥**肝と脾**

肝気が鬱して疏泄が失調すると，脾の運化は低下し，食思不振，下痢，腹鳴など消化に異常を来たします．また，脾気の失調で血の生成や統血ができなくなるので，肝血が減り，眼の症状や筋の症状がおこります．いらいら，うつ状態もおこります．

⑦**脾と腎**

腎精（先天の精），脾が生む後天の精で常に補充されなければなりません．また，腎の陽気は全身を温めるので，脾も温まり，機能を発揮します．したがって，脾腎どちらの陽が衰えてももう一方を温めることができなくなり，水液代謝が失調して下痢などを来たします．

図3.16　二臓の病理（相克関係）

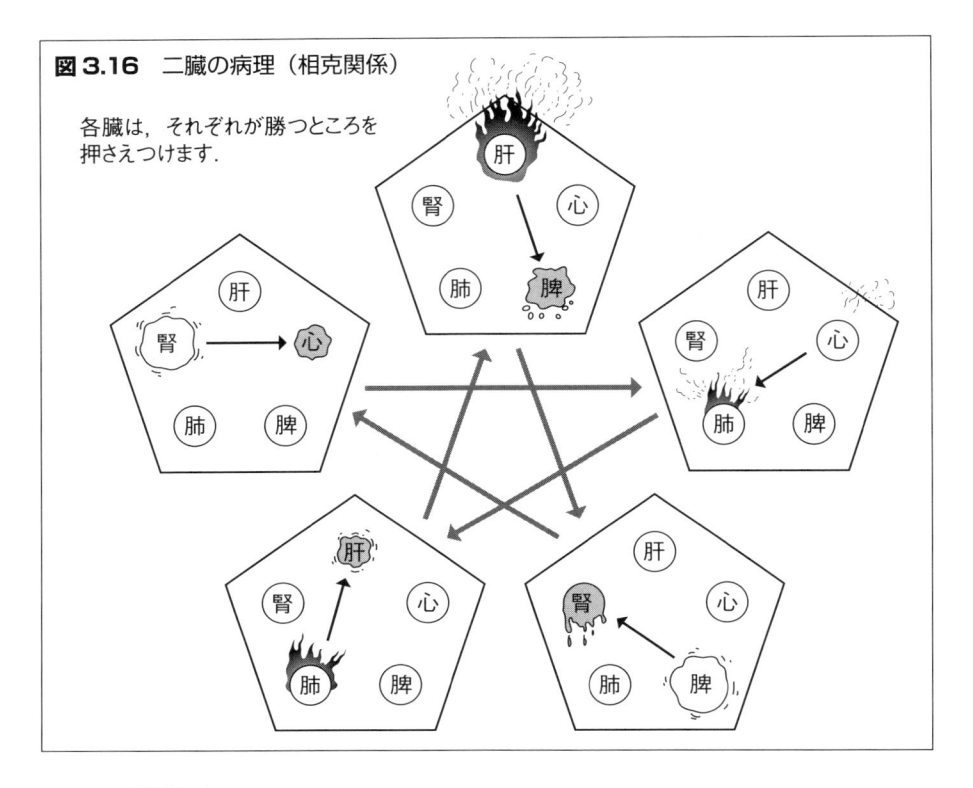

各臓は，それぞれが勝つところを押さえつけます．

⑧ **腎と心**

　心陽は腎を温め，腎の陰で腎が冷えすぎないようにしており，腎陰は心を適度に冷やし，心の陽で心が焼けないようにしています．心陽が失調すると，腎が冷えて浮腫が現れ，腎陰が失調すると，心陽が相対的に亢進して動悸，いらいら，不眠，めまい，耳鳴りなどがおこります．

　腎陽も衰えると，全身の陽虚はさらにひどくなります．

⑨ **心と肺**

　心気不足により肺気の宣降が低下し，喘息や咳，呼吸困難がおこります．逆に，肺気が虚すると血を推動することができなくなり，心血虚となって動悸や息切れがおこります．

⑩ **肺と肝**

　肝気が鬱すると火となり，肺に及んで肺陰が焼かれます．逆に，肺が粛降できないと，肝気が鬱結し，めまい，頭痛などがおこります．

3.4.13 臓と腑の関係における病理：臓腑が表裏（陰陽）をなす

臓腑は表裏をなします（**図2.7**参照）．腑が表（陽）で臓が裏（陰）なので，肝－胆，心－小腸，脾－胃，肺－大腸，腎－膀胱間には病の伝変がおこりやすいのです．**経絡理論**では，この陰陽関係にある腑・臓は経絡でつながっており，病気もこの経路で伝変しやすいとされています（第8章参照）．

3.4.14 腑－腑の関係における病理

五腑は，相互に関連することは間違いありませんが，腑の裏（陰）にある臓とは違い，相生・相克関係にはありません．

3.5 病態を表現する （4）六病位

六病位とは，「傷寒論」を貫く病理の考え方です．「傷寒論」は広くいえば邪の外感，より狭義には，寒邪の外感による病の展開と診断・治療法を述べたものです（**図3.17**）．

六病位とは，体の部位を表から裏にいたるまで，**太陽**，**少陽**，**陽明**，**太**

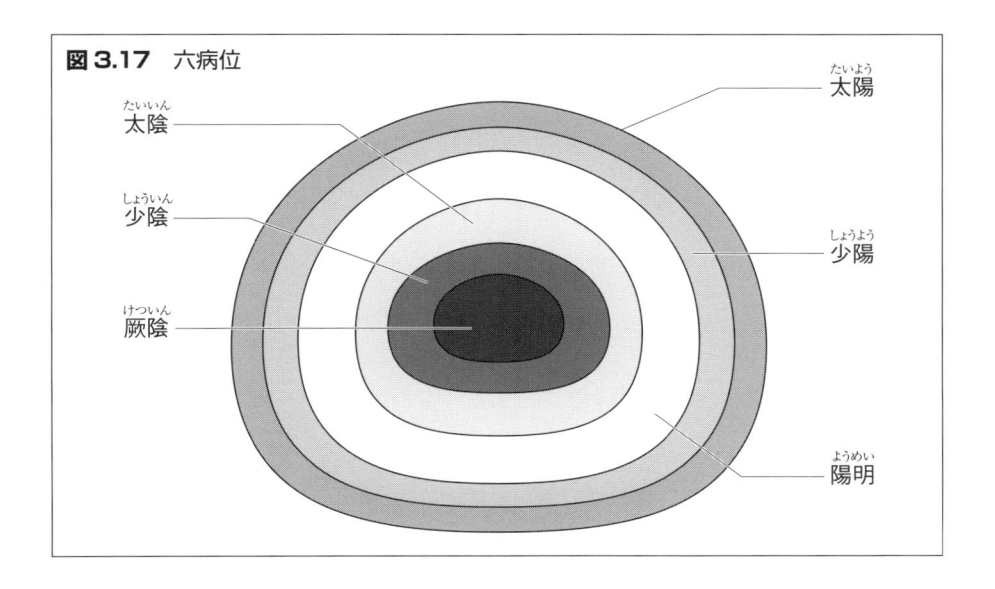

図3.17 六病位

- 太陽（たいよう）
- 少陽（しょうよう）
- 陽明（ようめい）
- 太陰（たいいん）
- 少陰（しょういん）
- 厥陰（けついん）

陰，少陰，厥陰の6つの部分に分け，そのどこに病があるかを知るための分類法です．体の表面から深部に向かうと考えてよいでしょう．病の所在を知れば，それに合った治療法も立てられるわけです．

この概念は，今まで述べてきた気・血・津液や臓腑による病理とは違い，八綱弁証に似ています．このように，漢方理論ではさまざまな病気の捉え方で一人の患者を違う角度から見ることができます．

さて，六病位がそれぞれ病むと太陽病，陽明病・・・と名前が付くのです

表 3.7 六病位の病理

病名	大綱（訳）	病理
太陽病	脈は浮で，頭から項にかけてこわばり痛み，悪寒がする．	寒邪を外感した直後で，**表寒証**（表虚証・表実証）である．悪寒，発熱，関節痛などがある．
少陽病	口が苦く，咽が乾いて，目がくらむ．	寒邪が内攻・正気が抵抗している拮抗状態（**半表半裏証**）．往来寒熱（間歇熱・弛張熱），リンパ節腫脹などがおこる．
陽明病	胃腸内に内容物が溜まって停滞する．	寒邪がさらに内攻するか，あるいは直接入り込んできて（直中），熱化し，津液が消耗した**裏熱証**が中心である．便秘，腹満などがある．
太陰病	腹が張り吐き，食べたものは停滞し，下痢がますますひどく，ときに腹痛がする．	寒邪は臓へと侵入し，脾は冷えて下痢する．**裏寒証**である．
少陰病	脈は微細で，じっと横になっていたい．	寒邪は臓へと侵入し，あるいは直中し，脾は冷えて下痢する．**裏寒証**である．もう陽が虚しているので熱はなく，全身倦怠がひどい．重篤になりやすい．
厥陰病	はげしく口渇し，気が心臓を突き上げ，胸が熱く痛み，空腹だが食欲はなく，無理に食べれば回虫を吐く．瀉下すれば下痢が止まらない．	傷寒の最終段階で危険な状態である．体上部は熱，下部は寒が占拠している．下痢は止まらず，陽は著しく虚している．陰と陽が完全に解離しようとしている．寒証と熱証が入り混じった複雑な証（**寒熱錯雑証**）である．

が,「太陽病とはこんなもの」,「陽明病とは…」というタイプがあります.これを「大綱（たいこう）」といいます.「傷寒論」のそれぞれの病の解説の最初に書かれているので,ここで紹介します（**表 3.7**）.

病は必ず身体のどこかに存在するので,すべての病は六病位で説明できることになるわけです.

3.6 病態を表現する （5）温病弁証（おんびょうべんしょう）

「傷寒論」は,病気の中でも風寒を外感した場合,すなわち寒（邪）にやられたときの治療には大変役立ちますが,このすばらしい本にも欠点があります.それは,温熱を外感した場合についてはほとんど書かれていないので,補足する必要があるという点です.

温熱の病にかかると,傷寒と同じく表証が見られるのですが,表寒証ではなく**表熱証**ではじまる点が異なっています.熱による津,血の損耗がおこり,さらに熱が内攻すると臓の陰虚を来たします.衛分→気分→営分→血分の順に内攻していきます（**図 3.18**, **表 3.8**）.

図 3.18 温病の病理

衛分→気分→営分→血分と進む.

衛分（えぶん）
衛分証
温熱外邪を感受.

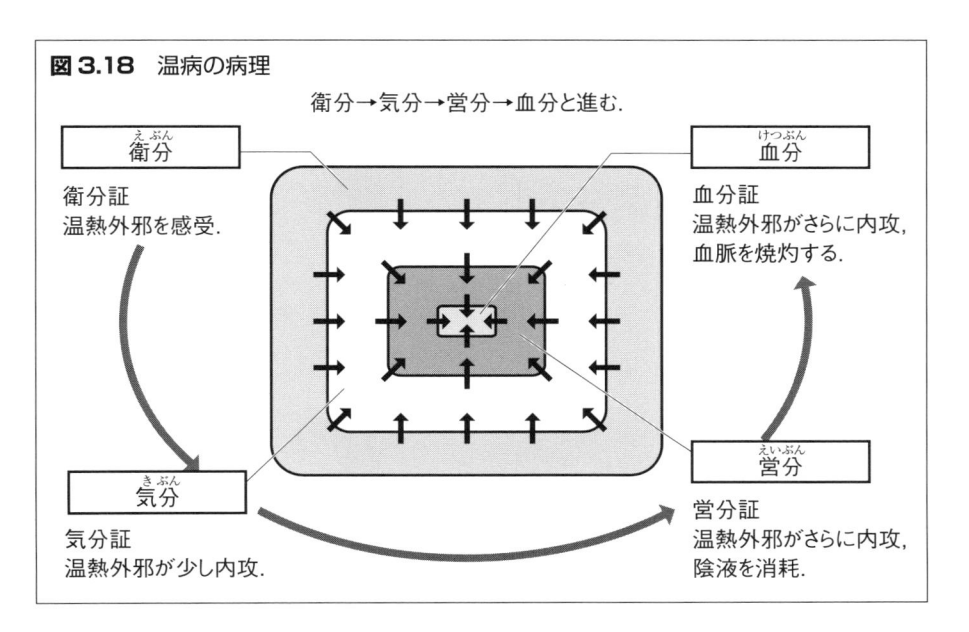

気分（きぶん）
気分証
温熱外邪が少し内攻.

営分（えいぶん）
営分証
温熱外邪がさらに内攻,陰液を消耗.

血分（けつぶん）
血分証
温熱外邪がさらに内攻,血脈を焼灼する.

表 3.8 温病弁証

証	状態	症状	他の証による表現
衛分証	温熱外邪を感受.	発熱，頭痛，口渇など.	表熱証
気分証	温熱外邪が少し内攻.	悪熱，発汗，呼吸促迫，腹満，便秘など.	裏実熱証
営分証	温熱外邪がさらに内攻，陰液を消耗.	口乾，高熱，心煩，不眠，意識障害など.	裏熱証・津虚証
血分証	温熱外邪がさらに内攻，血脈を焼灼する.	高熱，吐血，喀血，血便，血尿，皮下出血，譫語，全身痙攣など.	裏熱証・血溢証

> **漢方医学コラム　傷寒とはインフルエンザのことですか?**
>
> 「傷寒論」の記載を見ますと，傷寒には今でいうインフルエンザも含まれていると思います．悪寒，関節痛，頭痛…などの症状から始まる太陽病はまさにインフルエンザのようです．しかし，さまざまな消化器症状も書かれているところを見ますと，他の疾患，たとえば腸チフスなども含まれているのでしょう．
>
> 実際のところは，作者・張仲景に尋ねなければわかりません．あるいは，尋ねてもわからないでしょう．なぜなら，当時の中国にはインフルエンザなどという概念がなかったからです．
>
> 逆に，「インフルエンザは傷寒か」といわれれば，恐らくそうだと思います．最近，太陽病に用いる麻黄湯（7.4.12参照）に，タミフルとほぼ同等の抗インフルエンザ効果があると，注目を集めています．

第4章
漢方の診療システム

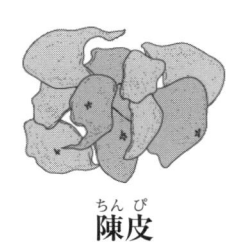

ちんぴ
陳皮

4.1 証を取る

4.1.1 漢方では「証」を取るのが命

現代医学では，患者にはまず問診をし，視診，聴診・打診などのほか，必要に応じてさまざまな検査を用い，何の病気であるか診断（病名）を下します．その後，状態に応じた治療を行うことになります．

漢方でも問診から出発するのは同じですが，現代医学的な病名は重要ではありません．最も重要なことは証を把握することです．

4.1.2 証とは何か

患者は，心身におこる変化を「症状」として医師に訴えます．病気は各々に特有の情報・信号を発します．ある程度ひとまとまりの一定の自覚的・他覚的臨床所見を呈します．これを踏まえれば診断にいたることができるのです．

たとえば，現代医学の「感冒」では，悪寒，発熱，頭痛，咽頭痛，咳，痰，胃痛，下痢などのさまざまな症状をおこします．感冒と診断を下し，感冒薬を処方すればよいわけです．

ところが漢方では，病名などはハッキリいってどうでもよいのです．たとえば，頭痛＋項痛＋関節痛＋激しい悪寒＋発熱＋汗が出ない＋荒い呼吸音＋浮脈（浅い位置で触れる橈骨動脈の拍動．第5章参照）が同時におこることがよくありますが，漢方ではこの「同時におこる一群の生体反応」を「証」とよんで大切にします．先の証は「麻黄湯の証」とよばれ，麻黄湯という漢方薬で治療するのです．

しかし，麻黄湯の証を呈さない患者は麻黄湯では治療しません．たとえば，頭痛＋項痛＋軽い悪寒＋発熱＋発汗＋浮脈を呈する患者の証は「桂枝湯の証」であり，桂枝湯という漢方薬で治療します．

これはどんな疾患についてもいえます．現代医学が病名という縦糸を中心にするならば，漢方は証という横糸を中心とするのです．

では，証を取るにはどうすればよいのでしょうか．

4.1.3 四診

漢方では，医師は五感だけを用いて診察を行い，証を取ります．これを**四診**とよびます．それぞれ漢方に独特ですが，とくに**舌診**，**脈診**，**腹診**に特徴があります．詳しくは第5章で触れます（**表4.1**，**図4.1**）．

表4.1 四診

診察法	用いる感覚	内容
①望診	視覚による	患者の元気のあるなし，勢い，全身の姿勢，局部の色調などを外観で判断し証を診断する．
└舌診	視覚による	望診に含まれる．舌を見て，大きさ，形，色調，苔の様子などで証を診断する．
②聞診	聴覚と嗅覚による	患者の発する音（呼吸音，咳，腹鳴など）を聞き，あるいは呼気臭や体臭，排泄物のにおいから証を診断する．
③問診	いわゆる問診	症状から，普段の生活の様子など全般にわたってかなり詳しいところまで聞いて証を診断する．
④切診	手の触覚による	
└腹診	腹を触って診断する	腹の膨隆や陥凹（へこみ），圧痛・抵抗などを診て証を診断する．日本漢方では処方の決定を左右する重要な所見が得られる．
└脈診	脈を取って診断する	脈の性状，速さなどから証を診断する．

4.2 治療方針を立てる

4.2.1 「診断イコール治療」が漢方

現代医学では，医師は診察で得た患者の情報を総合し，必要な検査をし，診断にいたるまで治療は開始されないのが普通です．

一方，漢方医は診察を終えたときには証を取っているはずです．ここで

図 4.1 診察法

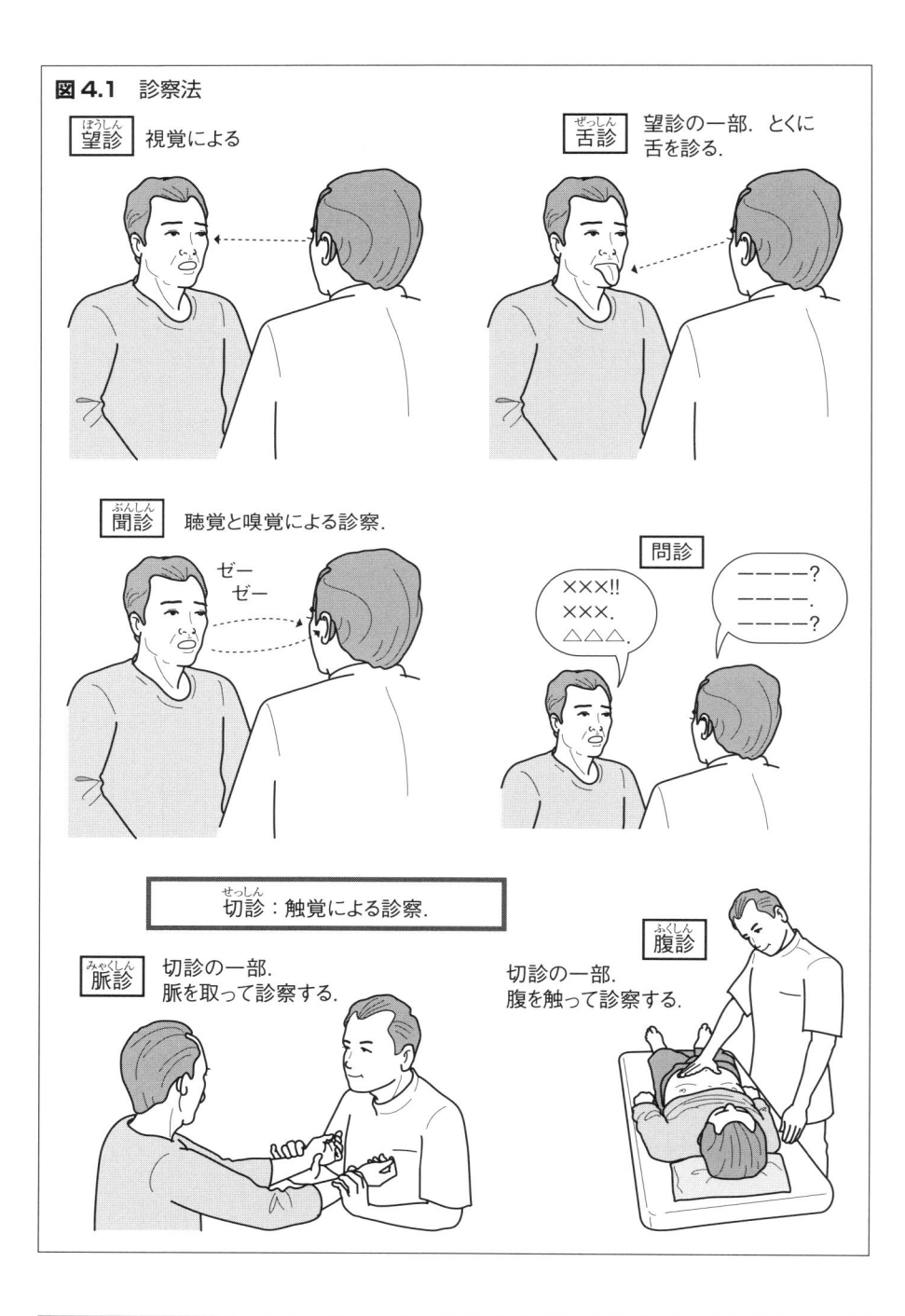

望診　視覚による

舌診　望診の一部．とくに舌を診る．

聞診　聴覚と嗅覚による診察．

問診

切診：触覚による診察．

脈診　切診の一部．脈を取って診察する．

腹診　切診の一部．腹を触って診察する．

いきなり治療に移るのです．

4.2.2 理法方薬
　このように，現代医学に比べて漢方では診断と治療が直結していますが，この流れを指して**理法方薬**ということがあります（**表4.2**）．

表4.2　理法方薬

理	四診（第5章）に基づいて診察し，理論（第2章）をもとに病気の発生原因，病態などを検討し，証を把握する．
法	治療法を考える．治療法には大別して8つある（第6章）
方	処方を選択する（第7章）．
薬	実際に運用する薬を選び，量を決定する（第7章）．

4.3　弁証論治と方証相対

4.3.1　弁証論治
　中医学では，あとで述べるように，複雑な理論を駆使して病因・病態の推定・確認を行います．すなわち証を把握するのです．この段階を**弁証**といいます（理）．それに続く，治療方針を決定していく段階を**論治**といい（法），合わせて**弁証論治**とよびます．
　たとえば，ある患者の証を「血が不足（虚）して水が滞った状態」（中医学ではこれを「血虚水滞」という）と弁証したら，治療としては血虚については補血を，水滞については利水を，それぞれ行うことになります（詳しくは第6章で解説します）．
　弁証論治後は，処方を考え（方），使う生薬の種類と量を決めていく（薬）ので，難しい作業になります．これも論治の一部ともいえます．

4.3.2　方証相対
　日本漢方では，中医学の弁証論治の過程がより簡略化されています．あ

る証が得られたら，それに用いる処方が自動的に決まるように定められているのです．たとえば，中医学でいう上記の「血虚水滞」証は，日本漢方では「当帰芍薬散の証」となります．こう診断した以上は，中医学でいう論治の過程で頭を悩ますことなく，当帰芍薬散という処方をそのまま投与しなさいというのです．これが方証相対です（第6章で述べます）．

　日本漢方は，方証相対のような簡略化の改革を行ったため，理論のほうまで簡略化され，誰にでも一定レベルの診療ができる半面，中医学に比べて理論が弱いといわれるようになりました．

第5章
漢方の診察法

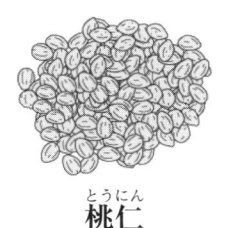

<small>とうにん</small>
桃仁

5.1 望診(ぼうしん)

5.1.1 望診とは何か

漢方では四診を用いて診察を行います．望診は最初に行う手段として大切です．望診のポイントは**大局をつかむこと**です．

なお，望診の一部である舌診は，漢方ではとくに発展した診断技術であり，5.2でまとめて述べます．

5.1.2 望診の実際

①全体像

望診は"望んで（臨んで）"診ることで，患者と対峙して感じ取る第一印象といってもよいでしょう．まず，一段高いところに立って戦場を見下ろし，敵・味方の布陣を見下ろすような感じで，病気の状況，患者の状態，などの大局をつかむのです．次に，患者のもつ全体"勢い"を感じ取ります．患者に病気と闘う「気」が十分にあるのか，不足しているのか，を大づかみに把握するのです．

さらに，患者の精神状態・意識レベルも診ます（**表5.1**，**図5.1**）．

いわゆる視診とどこが違うのか，という質問をよく受けます．簡単にいえば，望診は視診＋αです．このαの部分が"勢い"であり"気"なのです．なかなか言葉では言い表せないものです．

②眼

「肝は眼に開竅(かいきょう)する」といい，眼の所見は肝，またはその表の腑である胆の異常であることが多いのです（**表5.2**，**図5.2**）．

一般に「眼は心の窓」ともいわれるでしょう．最近では「メヂカラ」（目力？）などという表現もありますが，いずれも眼が意識・精神状態を非常によく反映していることを言い表した言葉です．

人を見る際，まず普通は眼を見て話をしますから，眼の所見の見落としは非常に少ないと思われますが，中にはちゃんと視線を合わせずに話す患者さんや，カルテばかり見ている医師もいますので，注意しましょう．

表 5.1 全体像

全体の印象	意味	意味
はっきりしている	意識清明で気力がしっかりとし，眼に力があり，応答がはっきりしている．	正常
ぼんやりしている	意識清明でも気力が感じられず，眼に力がなく，応答もはっきりしない．意識低下していることもある．	気虚

図 5.1 全体像

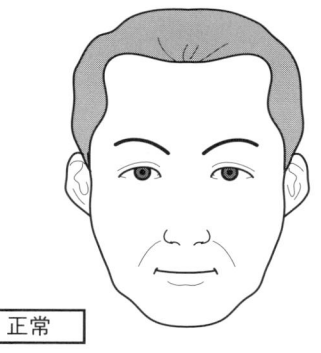

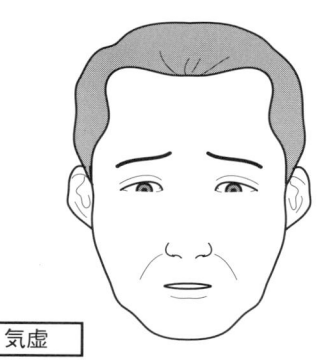

正常
意識清明で気力がしっかりとし，眼に力があり，応答がはっきりしている．

気虚
意識清明でも気力が感じられず，眼に力がなく，応答もはっきりしない．意識低下していることもある．

図 5.2 眼の望診

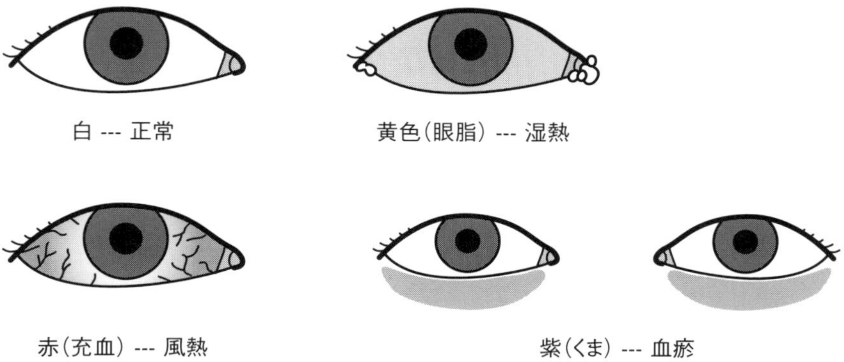

白 --- 正常

黄色(眼脂) --- 湿熱

赤(充血) --- 風熱

紫(くま) --- 血瘀

表 5.2 眼の望診

部位	所見	意味
結膜	白	正常
	黄染	湿熱
	発赤・充血	風熱
	青	血虚，肝気鬱結
角膜	清明	正常
	混濁	湿熱
	肉芽様	風熱，湿熱
内眼角	赤変	熱証（とくに心火）
	白変	血虚
眼瞼	浮腫	水湿
	発赤	熱証（とくに肝熱（かんねつ））
	暗赤色	血瘀（けつお）
	びらん	熱証とくに湿熱証
	乾燥・落屑	血瘀，津虚
	下垂	先天の精不足，脾気虚
眼窩・眼周囲	眼球突出	肺失宣降（はいしつせんこう）・熱証・痰
	くぼみ	津虚，気虚
	眼脂	熱証とくに湿熱証
	流涙	肝気鬱結
	下部のくま	血瘀
眼位	正視	正常
	斜視・上方視	肝風（かんふう）

③**顔**

　まずは顔全体の望診をまとめます（**表 5.3**，**図 5.3**）．艶，顔色，形の順に診ていきます．顔の皮膚の艶があるかどうかは非常に重要です．顔色は内臓の状態を表すといい，これもよく診ます．顔の形については，ここ

表5.3 顔全体の望診

艶	状態	意味
ある	正常	正常状態では皮膚に艶がある.
ない	気虚・血虚・津虚	さまざまな虚証である.
顔色	状態	意味
赤っぽい	熱証	熱（実と虚とがある）で血の循環がよい.
青っぽい	寒証・痛証・血瘀証・驚風証（きょうふうしょう）	寒邪により，あるいは別の原因により血流が停滞（瘀血）．気も流れず痛む．恐・怖の場合にも.
白っぽい	血虚証・気虚証	気血が不足するために色調が落ちる.
黒っぽい	腎虚証・血瘀証	腎陽は虚し陰が旺盛になり，寒が強い．それにより血瘀をおこしている.
黄色っぽい	湿熱証・脾虚証	脾虚により湿が停滞している．黄疸もこれに入れる.
顔の形体	状態	意味
浮腫んでいる	湿証，熱証	顔全体ならば水湿過多，部分的ならば熱証.
頬がこけている	気血両虚	大病，激しい精神的肉体的ストレスで気血が消耗しきっている.
左右非対称	中風証，痰証	麻痺があり，患側の筋肉が健側に引っ張られておこる．慢性的なものは痰による癖証（ひしょう）（一種の麻痺）である.

漢方医学コラム　望診の敵?

　望診，とくに顔の望診で得られる情報は多く，全身のうち半分は顔から得られるかもしれません．ところが，望診を邪魔するものがあります．それはお化粧です．

　これは現代医学でもいえることですが，とくに化粧の濃い人は顔色が透けて見えません．私はできるだけ化粧を落としてくるようにいいますが，この指示を守れる女性はかなり少ないです．望診でかなり損をしていると思うのですが．

図 5.3 顔全体の望診

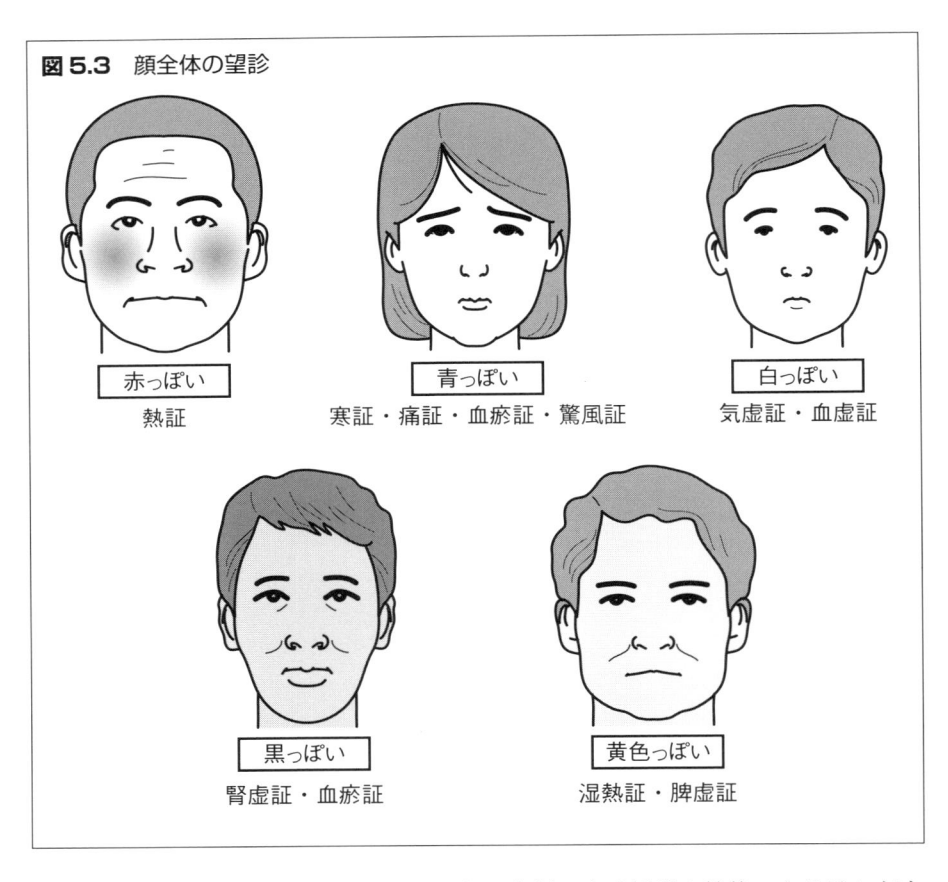

赤っぽい	青っぽい	白っぽい
熱証	寒証・痛証・血瘀証・驚風証	気虚証・血虚証

黒っぽい	黄色っぽい
腎虚証・血瘀証	湿熱証・脾虚証

では詳しく取り上げませんでした．丸顔の人は円満な性格であるけれども痰が多いとか，尖った顔の人は怒りっぽくて火（内火）を抱えている，などといわれることが一部にあります．もちろん当たっていることもあるでしょうが，遺伝的な要素も多く，あまり参考にならないこともありますので，固執しすぎないようにしましょう．

④顔の諸器官の望診（表 5.4）

耳には腎が開竅するのでした．また胆経（第 8 章参照）が付近を通るので，この経の異常も反映します．

鼻も耳に類似します．鼻は肺の開竅部位であり，肺の異常を反映します．また鼻頭は胃熱の状態を表します．

口唇は脾の主るところであり，脾の状態を反映します．口唇の色に変化

表 5.4 顔の諸器官の望診

部位	所見	意味
耳	耳朶の色に変化がある	顔色と同じ．正常はほんのり赤い．
	耳朶が小さい	先天の精不足
	耳から膿が出る	肝胆の熱
鼻	鼻の色に変化がある	顔色と同じ．正常は肌の色．
	鼻に癰(よう)・せつがある	胃熱・肺熱
	鼻出血	胃熱・肺熱
口唇	口唇の色に変化がある	顔色と同じ．正常はピンク色．
	乾燥・亀裂・びらん	陰虚
	よだれを口角から垂れる	脾虚，一部の中風証(ちゅうふう)
	口唇が閉じない	脾虚
	口唇が開かない	牙関緊急(がかんきんきゅう)[1]
口腔内	白く艶がある	正常
	乾燥	津虚
	歯列がスカスカ・歯がない	腎虚
	歯肉の色の異常	顔色に準ずる
	歯肉が腫れている	歯肉は赤いことが多い．胃熱．
	歯肉出血	胃火(いか)または気虚
	歯肉萎縮	腎気虚あるいは胃陰不足
	口内炎がある	胃火上亢または胃陰不足
	扁桃腫脹	肺または胃熱（赤），もしくは痰湿（赤くない）

があるときは顔色のそれに準じます．

　口腔内には舌，歯肉，歯などがありますが，舌についてはこれだけでかなりの情報量になりますし，漢方では望診の一部である舌診を別格に置き，非常に重視するのです．したがって詳しくは舌診の項に譲ります．

　歯肉は胃の状態を表し，色調ではやはり顔色と同様に考えます．

　さて，耳孔や鼻孔内を診る必要があるかどうか，という質問を時々受け

1　破傷風の症状で，咬筋の痙攣による開口障害のこと．

るのですが，通常の漢方診療ではそこまで要求されません．漢方の四診のできた時代には耳鏡や鼻鏡はまだなかったわけです．もちろん，所見が採れるならそれに越したことはありませんが．

⑤全身骨格・姿勢・歩行状態

まずは患者の入室時に捉えます．場合によっては，着席するまでにたくさんの情報が得られます．問診中にもそれとなく捉えることができます．診察中も必要に応じて立ったり歩いたりしてもらいます（**表5.5**, **図5.4**）．もちろん，脱衣してもらってはじめてわかる所見もあります．

患者さんの衣服にも注目してみましょう．たとえば，夏なのに厚着だっ

表5.5 全身骨格・姿勢・歩行状態の望診

部位	所見	意味
体型・骨格	太っている	がっちり引き締まっている：正常〜実証． ぶよぶよして締まりがない：虚証（脾虚・痰湿・陽虚）．
	痩せている	筋肉がついて引き締まっている：正常〜火証（実証）． いかにも虚弱そうである：気虚（虚証）．
	奇形など	先天の精不足．
	筋萎縮	先天の精または後天の気の不足．血虚．
姿勢	じっとして動きが鈍い	気虚・湿
	落ち着かない	肝風
	座位を保てない	気虚
歩行	せかせか歩く	熱証
	左右差がある	麻痺，痛証
	震えながら歩く	肝風
頭部	頭が大きい	成長時の水湿
	頭が小さい・変形	先天の精不足
頸部	甲状腺腫脹	肝鬱
	リンパ節腫脹	痰
四肢	関節腫脹	痹証
	関節変形	先天の精不足．久病．
	手指のばち状変形	肺気虚

図 5.4 全身骨格・姿勢

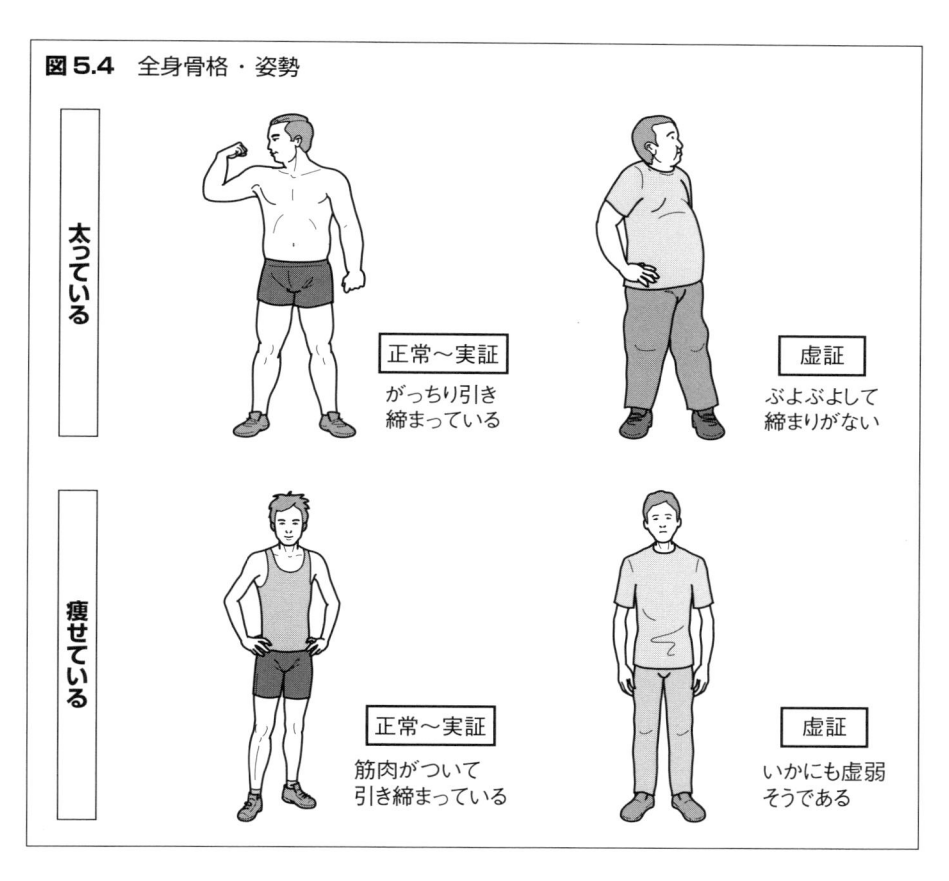

太っている
- 正常〜実証：がっちり引き締まっている
- 虚証：ぶよぶよして締まりがない

痩せている
- 正常〜実証：筋肉がついて引き締まっている
- 虚証：いかにも虚弱そうである

たり，冬なのに薄着だったりする場合には，寒や熱の存在を疑います．統一の取れていない服装の場合には，認知力に問題があることもあります．

⑥皮膚・頭髪

皮膚の変化は基本的にすべて望診で捉えられます（**表 5.6**）．現代の皮膚科ではこの分野がとくに発達しているので，ぜひそちらも参考にしてください．浮腫は一見わかりにくいのですが，皮膚表面に光沢があったりすれば疑うことができます．もちろん，触診（指で押す）すれば瞭然です．

頭髪は，髪の質（脂ぎっているか，パサついているかなど）も参考にすることがありますが，外来では整えて受診される方が多いので，わかりにくい所見ではあります．整髪しないときの情報を問診で補いましょう．

表 5.6 皮膚・頭髪の望診

部位	所見		意味
皮膚	色調	紅皮	熱証
		白	気虚・血虚
		黄色	湿熱
		紫・黒・色素沈着・網状血管	瘀血
	形状	浮腫	水毒・気虚
		丘疹（湿疹）・癰・せつ・びらんなど	水毒・湿熱証
		水疱・疣贅・膨疹	水毒
		乾燥	血虚
		落屑・角化・痂皮・血痂・苔癬化	瘀血
頭髪・体毛	脱毛・薄い・円形脱毛など		血虚，腎虚，湿熱，血熱，肝鬱
	白髪		血虚・腎虚
爪	割れる・剥がれる		血虚・気虚
	筋が入っている		

表 5.7 胸部・腹部の望診

部位	所見	意味
胸部	胸郭変形	先天の精不足，あるいは成長期の脾気虚・肺気虚
	心拍動が見える	気虚
腹部	腹部陥没	気虚
	腹部膨満	気滞，水毒，食積（食べすぎによる食物の鬱滞）
陰部	陰嚢腫大	水毒，湿熱
	湿疹	湿熱
肛門部	痔瘻・肛門周囲膿瘍	湿熱
	裂肛	便秘
	脱肛	気虚

⑦胸部・腹部

わざわざこれだけを望診としてやるわけではありません．胸部の望診は一般の聴診の際に行えばよいですし，腹部の望診は漢方でとくに発達している腹診と同時に行います（**表5.7**）．

陰部や肛門の診察は重要ですが，患者さんが恥ずかしがる場合もありますし，また男性医師が女性患者を診るなどの場合には，余計な誤解やトラブルの元になることもありますので，必ず女性の看護師に立ち会ってもらうようにしてください．

⑧その他　排泄物など

排泄物も本来ならば望診の対象ですが，入院している方は別として，外来診察室でこれを捉えることはなかなか難しいものです．しかし，詳しい問診でわかる場合もありますので，丁寧に聞いて情報を仕入れることになります．尿や帯下の色調は問診が決め手になることもあります（**表5.8**）．

表5.8　排泄物などの望診

部位	所見	意味
痰・鼻汁	白・希薄	寒証（肺寒）
	黄・褐色・粘稠	熱証（肺熱）・津虚
	赤・黒	出血・瘀血
眼脂	ほぼ黄色	肝熱
尿・帯下	色の異常	痰・鼻汁と同様

5.1.3　望診のまとめ

以上のことは慣れてくれば30秒もあれば把握できるでしょう．

冒頭にも書きましたが，望診では大局をつかむことが最も大切なポイントになります．最初から細かいところを見ようとせず，むしろ全体をぼうっと眺めて，「おやっ」と思った点があれば，今度はそこを集中して捉えるようにすべきです．たとえていうならば，まずは森全体を遠くから見渡し，異常を感じ取ったならばそのエリア，さらには木を1本ずつ見ていくようにすべきなのです．

5.2 舌診(ぜっしん)

5.2.1 舌診で何がわかるか

　現代医学では系統立った舌の診断法はありません．ところが漢方では舌診に大きなウエイトを置いています．漢方の舌診には特徴があり，系統立っており，きわめて重要な情報を与えてくれます．

　舌は五臓の様子を広く反映します．舌の各部位を各臓腑に対応付けて，舌の異常から臓器の病変を知ることが可能です（**図5.5**）．舌診では非常に多くの情報が得られ，写真などの手段で画像として残すこともでき，誰が診てもほぼ同じ所見が得られるので，四診の中では一番客観性が高いものです．

　なお，舌本体を**舌体**(ぜったい)とよび，表面を覆う苔を**舌苔**(ぜったい)とよびます．舌の裏には**舌下静脈**(ぜっかじょうみゃく)が走っており，この太さや色調も観察します．

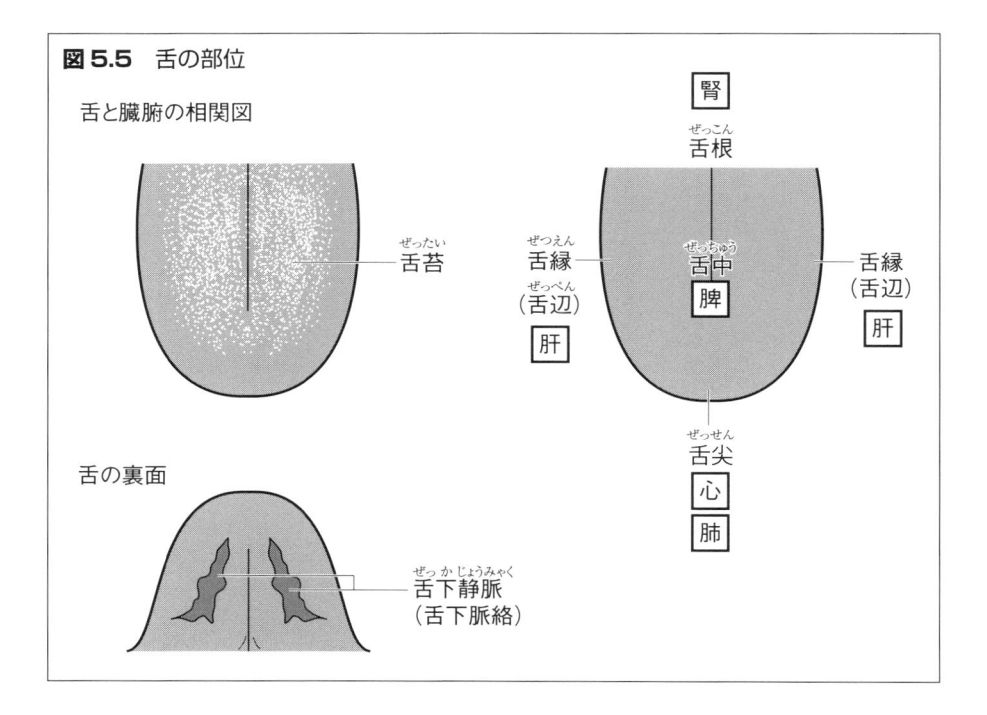

図5.5　舌の部位

舌と臓腑の相関図

舌苔(ぜったい)

腎 — 舌根(ぜっこん)

舌縁(ぜつえん)(舌辺(ぜっぺん))肝 — 舌中(ぜっちゅう)脾 — 舌縁(舌辺)肝

舌尖(ぜっせん) 心 肺

舌の裏面

舌下静脈(ぜっかじょうみゃく)（舌下脈絡）

5.2.2　舌診のしかた

特別な方法はなく，患者に舌を出してもらうだけです．慣れてくれば一瞬で情報が得られます．慣れないうちは何度でも診ればよいのです．

5.2.3　舌の色調

舌は血に富んだ柔らかいスポンジのような組織です．舌の色調と形状は，血の色や含まれる液体の量を反映します（**表5.9**）．

舌は，普通は表面に舌苔が覆っており，実際の舌の色調は舌苔を透かして見ます．たとえば，舌圧子で舌苔をゴシゴシと剥がして見るのです．

表5.9　舌の色調と病態

色		状態
淡紅色	正常	正常
白	淡白舌	気血不足
赤	紅舌	熱証（浅い）
	絳舌(こうぜつ)	熱証（深い）
紫	紫舌	熱証が進行，または血瘀
青	青舌	寒証，または血瘀

5.2.4　舌の形状

色の次は形と大きさを診ます（**図5.6**，**表5.10**）．正常な舌は表面がつるりと滑らかで，辺縁（輪郭）もきれいに整っています．大きさは歯列の内側に収まる程度です．また，いわゆる締まり具合にも注意します．

5.2.5　舌苔

舌苔（**図5.6**）は胃陰が胃気により上昇したもので，胃気の状態を反映するといわれます．胃気とは体内の気で生命維持に最も重要なものです（**表5.11**）．

舌苔の観察で一番大事なことは，舌苔が舌体にくっついているか載って

図 5.6 舌の形状

大きさ: 胖大（はんだい）、痩薄（そうはく）

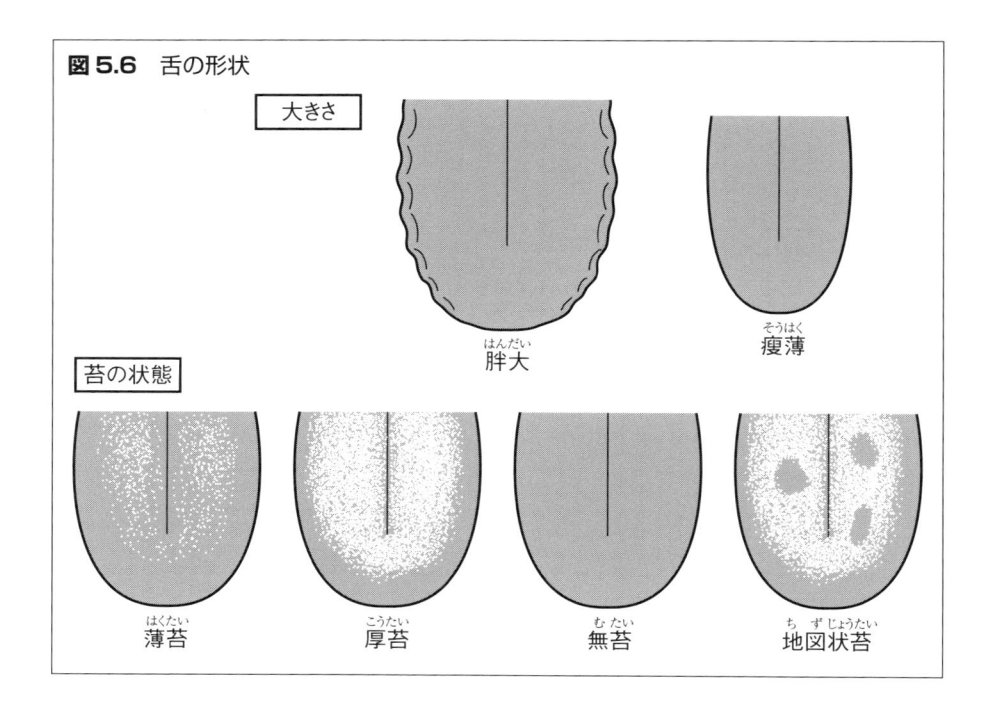

苔の状態: 薄苔（はくたい）、厚苔（こうたい）、無苔（むたい）、地図状苔（ちずじょうたい）

表 5.10 舌の形状

形状		状態
固さ・締まり具合	老	熱証，実証
	嫩（どん）	寒証，虚証
大きさ	胖大（はんだい）	水毒，脾虚
	痩薄（そうはく）	気虚，陰虚
裂紋（れつもん）		津虚（しんきょ），血虚
点刺（てんし）（赤い斑点）		熱盛（ねっせい）
歯痕（しこん）		脾虚などによる水毒（すいどく）

いるだけなのか，という点です．舌苔が全体にしっかりと根を生やしたようにくっついている場合は実，一方で，まるで根が生えていないように付着している場合は虚と取るのです．実際の臨床でこれを確かめるためには，舌圧子で舌苔を軽く擦ってみればよく，剥がれない苔が実，容易に剥がれ

表 5.11 舌苔の形状

形状	名称	状態
薄い	薄苔（はくたい）	正常
分厚い	厚苔（こうたい）	裏証，痰湿・食積
無い	無苔（むたい）	胃気虚
部分的に脱落	地図状苔（ちずじょうたい）	脾胃虚
粘稠	膩苔（じたい）	痰飲
汚い滓状	腐苔（ふたい）	食積
湿っている	滑苔（かったい）	水毒
乾いている	燥苔（そうたい）	津虚・裏熱
とげ状	芒刺（ぼうし）	津虚・裏熱の激しいもの

表 5.12 舌苔の色調

色	名称	状態
白	白苔	正常～裏寒
黄	黄苔	裏熱・陰虚火旺・湿熱
灰色	灰苔	寒湿・痰飲
褐色～黒	黒苔	熱または寒が盛ん

る苔は虚の証です（**表 5.12**）．

ただし，最近では舌苔をきれいに磨き落としてから診察する方も増えて

漢方医学コラム　舌診にも敵?

　チョコレートを食べた直後の舌苔は何色でしょうか．そうです，チョコレートの色です．舌苔には着色するのです．飴でも着色します．せめて口を漱いでから受診してほしいものです．これとは逆に，舌苔を丁寧に擦り取ってくる患者さんもいます．

　患者さんに，「茶色い舌苔ですね，チョコレート食べたまま診察に来られたんですか？」とは聞けませんが，他の診察情報と合わない舌苔所見が得られたときには，原因を尋ねるようにしましょう．

きています．舌苔がない，もしくは薄い場合には証を即断できないこともあるので，十分に問診することが必要です．

5.2.6 血瘀の特徴的な所見

血瘀では，舌の表面だけではなく，裏にも診るべきポイントがあります．舌下静脈の形状がそれです．患者さんに舌をひっくり返してもらって診ます（**表5.13**，**図5.7**）．

表5.13 血瘀の特徴的な所見

舌下静脈	名称	状態
細くてまっすぐ	—	正常
見えにくい	—	気虚～裏寒
太くて紫・蛇行・網状	—	血瘀
舌の辺縁	名称	状態
赤黒い斑点（直径1mm以下）がある	瘀点(おてん)	血瘀
境界不明確な赤黒いシミがある	瘀斑(おはん)	血瘀

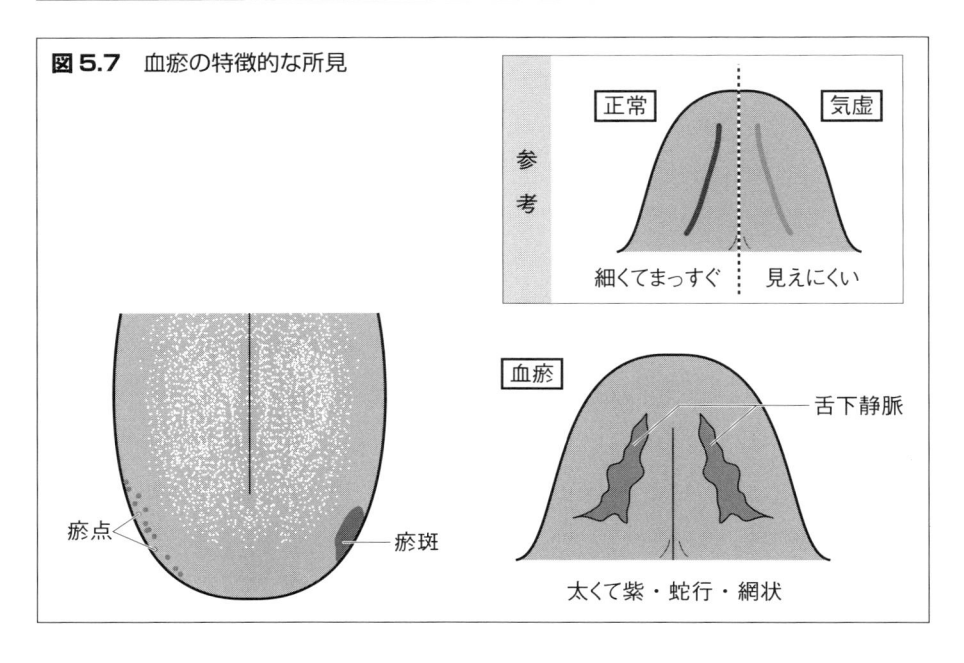

図5.7 血瘀の特徴的な所見

5.3 聞診(ぶんしん)

5.3.1 聞診とは何か

聴覚＋嗅覚で行う診察です．患者の出す音，患者の発するにおいで病態を把握するのです．

5.3.2 聞診の実際

聞診で把握すべきこと，把握できることは次のようになります（**表 5.14 ～ 5.18**）．聴覚によるものと嗅覚によるものとがあります．

①声の性質（表 5.14）

失声と失語を混同しないことです．後者は脳に問題があります．

表 5.14 声の性質

状態	意味
大きく太い	実証（正気が実している）
小さくか細い	虚証（気虚）
かすれる	気虚および痰湿，肺陰虚
出ない（失声）	気虚（とくに肺気虚）

②口数（表 5.15）

もともとよく話す人，あるいは口数の少ない人がいますので，ここではあくまでも普段との違いを捉えます．したがって，まったくの初診で見抜くのは困難です．

表 5.15 口数の多寡

状態	意味
よく喋り，落ち着きがない	熱証・実証
あまり喋らない	虚証・寒証
独語・譫語(せんご)	熱証・実証（虚証のこともあり）・血瘀証

③**呼吸に関するもの（表 5.16）**

　呼吸そのものが出す音と，呼吸に伴って副次的に発生する音とがあります．とくに咳については情報が多く，注意して聴き分けるべきです．もちろん聴診器による聴診も行います．

表 5.16　呼吸に関する音

状態	意味	
音が大きい・粗い・鼻息が聞こえる	正常～実証（邪気実）	
音がしない	正常～虚証	
喘鳴がする	湿（虚・実）	
短い小きざみな呼吸	気虚	
息切れ	心気虚	
嘆息	気虚もしくは肝鬱	
咳・咳払い	乾性	肺熱もしくは肺陰虚
	湿性	風湿邪の外感もしくは陽虚
くしゃみ	風寒の外感	
いびき	湿熱	

④**消化管に関する音（表 5.17）**

　ここに挙げたもののうち，振水音は腹診のときに聴くことがほとんどです．また，聴診器ではじめて聴き取れるものもありますので，聴診もぜひ併用してください．

表 5.17　消化管に関する音

	状態	意味
上部消化管	しゃっくり（呃逆）	胃気の上逆（虚・実証）
	げっぷ（噯気）	胃気の上逆，食積，脾胃虚弱
	振水音	水毒，脾虚
下部消化管	腹鳴	裏寒
	放屁・鼓音	気滞

⑤ **その他の器官**

膝の屈伸時に関節が"ボキッ"と鳴ることがあれば，関節に湿が停滞していると捉えます．

歯ぎしりは肝鬱でしょう．

全体に，大きな・高い・長く続く音は実証，小さく・低く・途切れがちな音は虚証であると考えてよいでしょう．

⑥ **嗅覚によるもの（表 5.18）**

簡単にいえば，においがきついと実証，あまりにおわないと虚証です．なお，消化に関するものは，未消化物は生臭いのが特徴で，これも虚証に入れます．

表 5.18 におい

	状態	意味
口臭	腐ったにおい	口腔内の炎症・化膿，実熱証，あるいは鼻炎．
	酸っぱいにおい	食積
体臭	強い・汗臭い・脂臭い	熱証，実証
	弱い・生臭い	虚証，湿証
大便・尿・帯下・放屁・痰	強い，悪臭	熱証（湿熱），実証
	生臭い	虚証，寒証
	あまりにおわない	虚証

5.3.3　聞診で何がわかるか・聞診の限界

大まかな情報ではあります．人間の感覚の精度は，視覚＞聴覚＞嗅覚の順です．聞診，とくに嗅覚による聞診は，かなり医師の主観が混じるといってもよいでしょう．

5.4 問診

5.4.1 問診とは何か

いわゆる問診です．現代医学に比べ，特殊な検査法のない漢方ではとくに重要です．漢方の問診は，病態に関係のなさそうなことも質問します．そして，それが診断を左右することが多いのです．

聞くべきことはたくさんあるので，問診票を使うことが一般的です．

5.4.2 問診の実際

①寒熱

悪寒・発熱の有無は，陰陽虚実を区別できるので重視します（**表5.19**）.

表5.19 寒熱

		悪寒			
		(＋＋)	(＋)	(＋＋〜－)	(－)
発熱	(＋)	表寒証（寒邪の外感）実証.	表寒証（寒邪の外感）虚証. 長期に渡る軽い発熱・微熱は気虚.	悪寒・発熱が交互（寒熱往来）．夕方に上がる（胃腸の熱・陰虚の熱）.	表熱証（熱邪）.
	(－)	裏寒証		（該当なし）	正常

②疼痛

実証の痛みは気滞・瘀血によるもの，風・熱・湿などの外邪によるものがあり，強く鋭いものです．虚証の痛みは気血が虚すために通じなくなって痛み，断続的で鈍く弱いのです．いずれも気血が通じなくなったためにおこります（**表5.20**）.

③食欲の異常

食欲はなさすぎてもありすぎても異常です．ただし，本人が気付いていない場合もありますので，以前と比べて食べる量が変化しているか，あるいは周囲の人と比べてどうか，という比較形で尋ねるとよいことが多いようです（**表5.21**）.

表 5.20 疼痛

内容	病態
刺すような固定痛（刺痛）・絞られるような痛み（絞痛）	瘀血
重だるい痛み（鈍痛）	水湿，痰飲
つっ張って痛む（脹痛）・移動痛	気滞
筋肉の痛み	血虚（筋を栄養できない）
冷えると痛む	瘀血，寒凝，寒湿邪．あるいは虚証．
温めると痛む	熱証

表 5.21 食欲の異常

内容		病態
普通にある		正常
ない	全般にない	脾胃虚弱・痰飲
	普段はあるが，一時的にない	食積
	淡白なもののみ食べられる	湿熱
亢進	多量に食べる	胃熱
	多量には食べられない	胃陰不足
	食べると消化不良	脾虚

表 5.22 睡眠の異常

内容		病態
普通にある		正常
眠れない	入眠困難	心血虚，肝血虚，脾気虚
	中途（早朝）覚醒・夢をよく見る・眠りが浅い	心腎不交（しんじんふこう）
過眠	朝おきられない，日中に眠い	気虚・陽虚，睡眠障害
	食後に異常に眠い	脾気虚，気虚，気鬱，痰湿
	臥床中の患者の嗜眠	気虚・陽虚
	昏睡	痰迷心竅（たんめいしんきょう）

④睡眠の異常（表5.22）

現代は，生活環境の激変により，睡眠障害を訴える方が非常に増えています．一言で"眠れない"といっても，大別して入眠困難，中途〜早朝覚醒とがあり，病態はまったく別のものであることに注意しましょう．また，過眠についても，ただ眠いだけではなく，夜間に十分睡眠が取れないことの裏返しであることもあり，十分な問診が必要です．

⑤便の異常

小便・大便（二便）の様子も重要な診療情報です（**表5.23**, **5.24**）．

ここで気をつけたいのは，便を直視できる場合は望診すればよいのですが，そうではない場合は患者本人の主観が入ることです．とくに大便の状態を「普通」という場合，よく聞いてみたら下痢に近いものだったということがあります．筆者は便の形や太さを詳しく尋ねることにしています．

表5.23 小便の異常

内容				病態
回数が多い	多量	口渇（−）	色が薄い	虚寒証
		口渇（＋）	多飲多食	胃熱
			多飲（＋）多食（−）	尿崩症
	少量	残尿感（＋）		膀胱の湿熱
		夜間尿（＋）		腎陽虚
回数が少ない	色が濃い	量が少なめ		熱証
	色は普通〜薄い	飲水量も少ない		膀胱の気化不足
排尿困難				津液不足，気化不足
排尿後も止まりにくい				腎気虚
排尿痛				気滞，膀胱の湿熱
尿漏れ	尿意切迫あり			熱証，膀胱湿熱，腎陰虚
	尿意切迫なし			脾気虚・腎気虚
	夜尿症			生理的(小児)，腎気虚(青年期以降)

表 5.24　大便の異常

内容			病態
便秘	口渇・発熱（＋）		実熱証
	口渇・発熱（－）		気虚（肺気虚）・陰虚・陽虚
下痢	水様便		陽虚（脾陽虚・腎陽虚）
	生臭い未消化便		寒証（主に脾陽虚）
	悪臭が強い便・排便後も便意がある		実証（熱証・湿熱）
	下痢と便秘が交代		肝脾不和
	腐敗臭強い		食積
痔	痔核		瘀血，気陥
	脱肛		気陥
	肛門の灼熱感		大腸湿熱
下血	暗赤～黒色		胃熱，胃の瘀血
	鮮血	粘液（＋）	肛門付近の出血
		粘液（－）	脾気虚

⑥気分の異常

　問診で一番詳しく得られる情報が，精神状態に関するものです（**表5.25**）．逆に，問診でなければなかなか得られにくいものでもあります．デリケートな内容も多いので，ここでは「いらいらしますか？」，「不安になりますか？」といったYes/Noで答えさせるような質問だけではなく，患者にある程度自由に語ってもらうことで，その患者の精神状態を把握していくようにすべきでしょう．

　また，一度にすべてを把握できるとは限りません．とくに精神疾患の方の初診の場合は，丁寧に証を把握しようと努めるあまり問診のしすぎになり，かえって本人の心を閉ざしてしまうこともあります．

　問診は診察ですが，これが治療効果を発揮することもあります．心の痞えが取れるのでしょうか，「話を聞いてもらえた」というだけで精神状態がよくなり，身体症状さえも改善してしまうことが時々あります．

表 5.25 気分の異常

内容	病態
憂鬱になる	肝気鬱結
いらいらする	肝陽上亢(かんようじょうこう)
不安・パニック	心気虚・心血虚
予期不安, 恐怖感	肝気虚
焦燥感	陰虚火旺(いんきょかおう)
物忘れ	加齢変化, 腎虚による脳への栄養不足
	心気虚・心血虚・腎陰虚
	瘀血・痰

⑦汗の異常

汗は津液です．量，汗をかく部位，時間帯などを聞きます（**表 5.26**）．

表 5.26 汗の異常

内容		病態
無汗	悪寒（−）	正常
	悪寒（＋）	表寒証（傷寒(しょうかん)）
有汗	悪寒（−）・発熱（−）	気虚
	悪寒（−）・発熱（＋）	裏熱証
	悪寒（＋）	気虚（表虚証）

内容	病態
発汗が頭部のみに限定	上・中焦の湿熱
発汗が掌や足底にもある	内熱
半身のみに発汗	痰湿などによる気の阻滞
寝汗（盗汗）	気虚, 陰虚

⑧頭部の異常

頭部は陽が昇ってくるところです．だから頭痛がしやすいのです．また，風は頭部を直撃しやすいので，この場合も頭痛をおこします（**表 5.27**）．

表 5.27 頭部の異常

内容		病態
頭痛	拍動性	水毒
	非拍動性（緊張性・絞扼性）	血虚・血瘀・風邪・肝気鬱結
頭重		湿濁の侵入もしくは滞留
頭鳴		肝陽上亢

⑨耳の異常

腎が耳に開竅するので，耳の異常は腎の異常であることが多いのです（**表 5.28**）．たとえば，耳鳴りや難聴は加齢が進むほど増えてくる症状ですが，加齢につれて腎は衰えますから，容易に理解できるでしょう．

表 5.28 耳の異常

内容		病態
耳鳴り	低音	肝陽上亢，腎陰虚
	高音	水毒
難聴	慢性	腎気不足
	突発性	火・痰による耳の閉塞
めまい	立ちくらみ	気虚（気陥）
	回転性	水毒
	非回転性	血虚生風（けっきょせいふう）
	身体動揺感	水毒
のぼせる	冷え（−）	肝陽上亢
	冷え（＋）	腎陰陽両虚・火旺

⑩眼の異常

肝は眼に開竅するので，眼の異常は肝の異常を表すことが多いのです（**表 5.29**）．現代人はパソコンなどで眼を酷使しますが，これにいろいろなストレスがからむことにより，眼に異常が現れやすくなるのです．

表 5.29 眼の異常

内容	病態
視力低下・眼が疲れる	血虚，肝陰虚
眼がかすむ・目がしょぼしょぼする	肝腎陰虚
クマができやすい	瘀血
飛蚊症	肝火上炎，痰湿
眼の痛み・かゆみ	肝火上炎，陰虚火旺，風熱

⑪**鼻の異常**

肺は鼻に開竅するので，鼻の異常は肺の異常を表すことが多いのです（**表5.30**）．現代医学でも，鼻〜気管支は気道ですから，これは容易に理解できるでしょう．

表 5.30 鼻の異常

内容		病態
くしゃみ		風寒外感
鼻汁	粘稠・濃い色	熱証（肺熱）
	希薄・薄い色	寒証（肺寒）
鼻づまり		熱証と寒証とがある
鼻出血		血熱，気虚による摂血不足

> **漢方医学コラム　血の巡りと血液循環**
>
> 瘀血では，全身の血液循環が悪く，いろいろな症状を呈することがあります．月経痛のある患者さんの診察後の会話です．
> 私「…いわゆる瘀血ですね」
> 患「瘀血ってどんな状態ですか」
> 私「血の巡りが悪い状態です」
> 患「血の巡り…ああ，だから私はアタマが悪いんですねえ（笑）」
> 私「いえ，そういう意味では…（汗）」

⑫喉の異常

喉は比較的敏感な部位ですから，ここに症状をもつ患者さんは多いものです．漢方をやっていると，痛む・渇くという症状はともかく，詰まる・痞（つか）えるという方が実に多いことに気付くでしょう（**表 5.31**）．

表 5.31 喉の異常

内容			病態
喉が痛む			肺胃熱
喉が痞える			肝鬱気滞
喉が渇く・口中の乾燥・水分をよく摂る	冷たいものを好む		熱証
	多量の水分を摂っても止まない	尿量少	津液不足
		尿量多	消渇（しょうかつ）
	少量頻回に水分を摂る・飲むと吐く		胃飲停滞
	いらいらすると悪化		肝火上炎
唇が乾く			陰虚内熱

⑬呼吸・胸部の異常

胸の異常な感覚として，動悸と胸痛があります（**表 5.32**）．現代医学でも重要な問診ポイントです．このほかにも，息が吸いづらい，息が浅い，などの症状を訴える方もありますが，必要に応じてレントゲン撮影などを行うことを忘れてはなりません．

表 5.32 呼吸・胸部の異常

内容		病態
動悸	精神的な要素でおこる	心神不安（しんじんふあん）
	胸痛を伴う	心血瘀阻（しんけつおそ）
	ちょっとした体動でもドキドキする	虚労・痰飲
胸痛	労作にて悪化する	心血瘀阻
	痰が黄〜褐色	肺熱

⑭口の異常

口も敏感な器官なので，症状は多彩です（**表 5.33**）．ただし，他の部位と違って直視下に観察することもできるので，望診と合わせて考えます．

表 5.33 口の異常

内容	病態
苦い	肝胆の熱
塩辛く感じる	腎虚
酸っぱく感じる	胃熱，肝胃不和
味覚を感じない	脾虚
生唾がでる	脾虚
口中が粘つく	痰飲・食積
げっぷ・みぞおちがつかえる・胸やけ	脾虚
嘔気・嘔吐・乗り物酔い	水毒
口臭	食積
舌が痛む	胃熱，心火上炎，陰虚火旺

漢方医学コラム　水毒では水を飲んではいけませんか？

水毒は津液過多です．めまいの患者さんに，
私「●●さん，湿気が悪さをしていますね」
ということもよくあります．すると，
患「湿気ですか？　じゃあ，水は飲まないほうがよいのですか？」
という質問が必ずといってよいほど来ます．もちろん，飲水不足はいけませんから，
私「いえ，水の『巡り』が悪い状態です．薬で治していきますから，水はこれまで通り普通に飲んで構いません」
と付け足します．

ただし，中には，「1日に X リットル飲まないといけない」と義務のようにペットボトルの水を飲んでいる人もいます．それで下痢を来たしているような人には，もちろん，
「普通に咽が乾いたら飲む，で十分ですよ」
と，飲水を減らすようにいいます．

"ほどほどに" という感覚が減っているのでしょうか．心配です．

⑮**腹の異常**

腹部の症状は，痛みとそれ以外に大別できます（**表 5.34**）．腹痛は痛みの項に譲ります．なお，胃もたれや吐気は本来腹からくるものですが，症状は口に出ることが多いので，本書では「⑭口の異常」の項で扱っています．

表 5.34 腹の異常

内容	病態
腹が張る	気滞
腹が鳴る・ガスがよくでる	気滞または下痢

⑯**生殖器の異常**

性欲の異常と性行為における障害とがあります（**表 5.35**）．

表 5.35 生殖器の異常

内容		病態
性欲亢進		肝火旺盛（かんかおうせい）
性欲減退・勃起障害	急性	肝気鬱結，湿熱，瘀血
	慢性	腎陽虚，肝気鬱結，湿熱
精液が漏れる		腎気虚，気陥
夢精（男性）・性交の夢を見る（女性）		腎陰虚

⑰**皮膚の異常**

「肺の体は皮に合し，華は毛にある」のでした．表 5.6 で詳しく書いたので，ここでは一部追加するにとどめます（**表 5.36**）．

表 5.36 皮膚の異常

内容	病態
爪がもろい・髪が抜けやすい・皮膚がかさかさする	血虚
皮膚のかゆみ	湿熱，風熱，血燥生風（けっそうせいふう）
しもやけができる・Raynaud 現象	寒証・血瘀

⑱**四肢の異常**

形状の異常は望診でわかりますから，ここでは患者さん本人にしかわからない自覚症状を中心に聞いていきます（**表 5.37**）．

表 5.37 四肢の異常

内容	病態
足に力が入らない・ふらつく	気虚，血虚，腎虚
手がこわばる	血虚，風寒湿証

⑲**感覚の異常**

　これも本人にしかわからないものです．冷えやほてりについては他覚的に捉えることもできますが（冷感・熱感など），他覚的には異常はなくても本人が訴える場合は症状として採用します（**表 5.38**）．

表 5.38 感覚の異常

内容		病態
凝り		血瘀
関節痛		風・寒・湿邪の外感，内生
筋肉痛		血虚
腰痛	鈍痛	関節痛＋筋肉痛
	刺痛	湿熱，瘀血
全身が痛む	急性	風・寒・湿邪の外感
	慢性	気虚，血虚，気血両虚
頭痛		「⑧頭部の異常」を参照
しびれる	虚証	気虚，血虚，気血両虚
	実証	痰・瘀血
ふるえる	手足が震える	血虚
	頭が震える・揺れる	肝風
冷える	全身	陽虚
	四肢（体は熱い）	熱厥（内熱外寒）
	下半身が冷え，上半身が熱い	陰虚火旺
ほてる	全身がほてる	裏熱証（陽明病）
	寒がる	内寒外熱
むくむ		風・寒・湿邪の外感，内生（痰飲）

⑳ **よく食べる飲食物について**

食傾向から，いろいろなことがわかります（**表5.39**）．好きなものを

表5.39 食事の嗜好

内容	引きおこす病態
甘いもの	脾気虚
塩辛いもの	腎気虚
辛いもの	肺気虚，肺熱
脂っこいもの・肉（牛・豚・鳥）・刺身・卵・乳製品・炭酸飲料	湿熱，脾気虚
生野菜・果物・コーヒー	血寒
酒	湿熱
タバコ	血瘀
温かいもの	脾胃虚寒
冷たいもの	脾胃湿熱

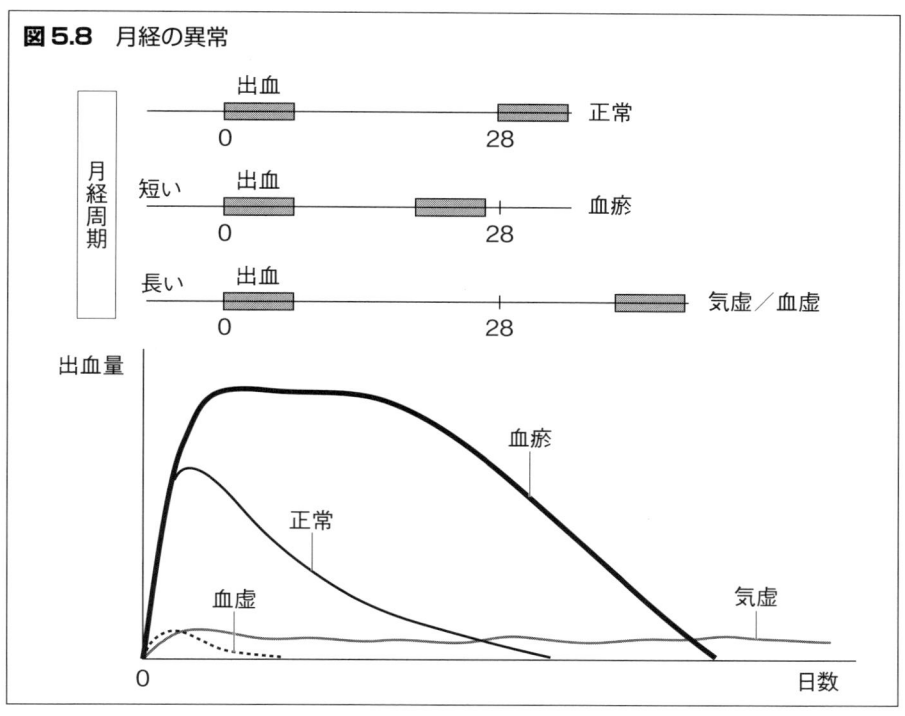

図5.8 月経の異常

多食・偏食することでおこる病気もありますから，その情報は大切ですが，嫌いなもの・あまり食べないものについてもその理由を聞いておくとよいでしょう．

㉑ 月経の異常

女性患者の月経の状況は，「血」の状態をよく反映し，非常に参考になります（**表 5.40**，**図 5.8**）．簡単にいうと，周期が長くて出血が少なく，月経痛がそれほどきつくないものは血虚，周期が短くて出血が多く，月経痛が強いものは瘀血となります．

表 5.40 月経の異常

内容		病態
初経が遅い・閉経が早い		腎虚，気血の著しい虚
月経周期	短い	熱証（血熱），瘀血（血脈損傷）
	長い	寒証，気虚（血虚）
	不安定	肝鬱
出血期間	長く出血量が多い	血熱（血脈損傷），気虚（摂血不足）
	短く出血量が少ない	血虚，寒凝
月経痛	月経前におこる	瘀血
	開始後	血虚
	刺すような痛み	瘀血
	張るような痛み	気滞
	温めると治まる	寒凝
月経前緊張症		瘀血気逆証
帯下	白色	正常～寒証
	薄くて量が多い	湿証，腎陽虚
	白～黄色（ときに赤）．濃く臭いがきつい	湿熱
月経血	赤色	正常
	濃い赤～紫	実（瘀血）
	薄い赤～淡紅	虚（血虚・気虚）
	血塊がある	瘀血，寒の凝滞

分娩，流産の情報は，妊娠できる可能性があることの確認になりますし，人工流産は瘀血のもととなりやすいので，必ず聞いておくべきです．

5.4.3　問診のまとめ

以上，問診について長々と述べてきました．問診が一番正確で，一番情報量が多い診察法です．

5.5　切診（1）脈診

次は切診について触れます．切診は，脈診と腹診が中心です．ここではまず脈診について述べます．

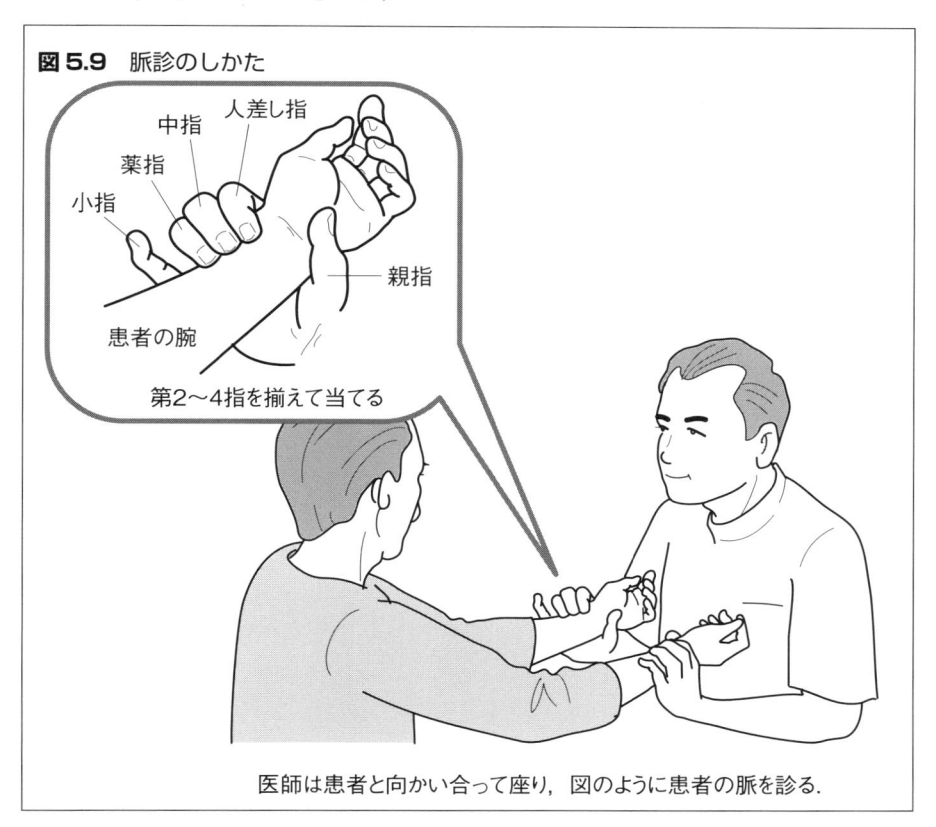

図 5.9 脈診のしかた

- 中指
- 人差し指
- 薬指
- 小指
- 親指
- 患者の腕

第2〜4指を揃えて当てる

医師は患者と向かい合って座り，図のように患者の脈を診る．

5.5.1 脈診とは何か

漢方では，脈によって五臓の病態，気・血・津液の状態を知るのです．脈で一番大事なのは「勢い」，「力強さ」です．脈は時々刻々変化するので，できるだけ落ち着いた状態で診ます．

脈は指先の微妙な感覚で見分けるので，なかなか客観性に乏しく習得しにくいものです．

5.5.2 脈診のしかた

医師は患者と向かい合い，**図 5.9** のように患者の脈を診ます．

医師は両手の示指（人差し指），中指，環指（薬指）の3本の指を用います．中指を患者の橈骨茎状突起に当て，示指と環指を添えます．指は軽く曲げておきます．各指が押さえる部位を「**寸**」，「**関**」，「**尺**」といいます（**図 5.10**）．脈診は左右同時に行います．

「寸」，「関」，「尺」の位置はそれぞれ**表 5.41**のように各臓腑の様子を

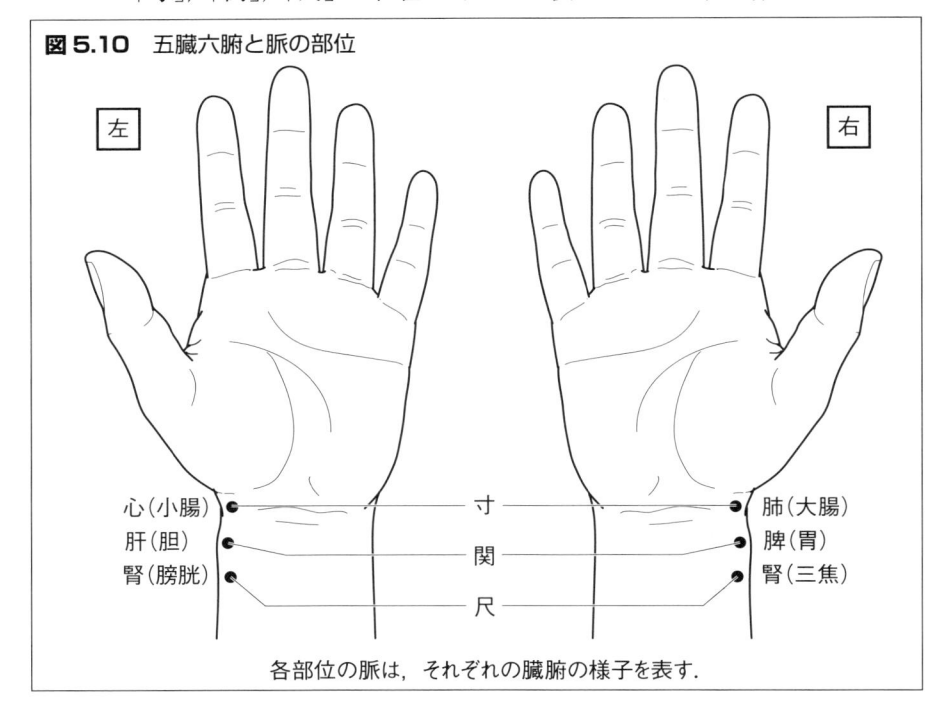

図 5.10　五臓六腑と脈の部位

左

右

心（小腸）　　寸　　肺（大腸）
肝（胆）　　　関　　脾（胃）
腎（膀胱）　　尺　　腎（三焦）

各部位の脈は，それぞれの臓腑の様子を表す．

反映するとされています．しかし，この臓と脈の部位の対応は，いまのところ科学的に説明されていません．ブラックボックスですね．

表 5.41 五臓六腑と脈の部位との相対表

患者の腕	寸	関	尺
左	心（小腸）	肝（胆）	腎（膀胱）
右	肺（大腸）	脾（胃）	腎（三焦）

5.5.3 脈を区別する

まず基礎となるものから順番に頭に入れましょう（**表 5.42**，**図 5.11**）．

表 5.42 基本脈

脈	脈	どんな脈か	意味
(1) 遅・数	遅脈	遅く打つ脈	寒証
	数脈	速く打つ脈	熱証
(2) 浮・沈	浮脈	浅く触れる脈	表証
	沈脈	深く触れる脈	裏証
(3) 虚・実	虚脈	勢いの弱い脈	気虚
	実脈	勢いの強い脈	正常〜邪実

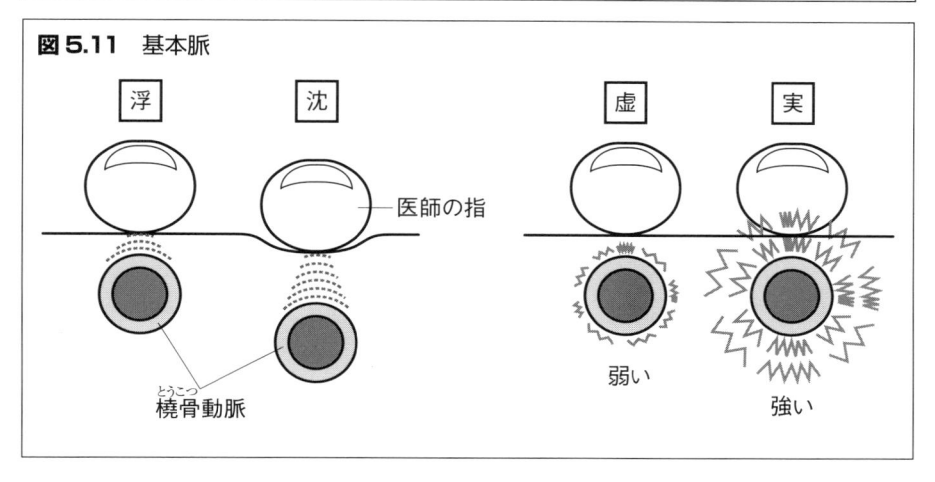

図 5.11 基本脈

①基本脈

いちばんわかりやすく，客観的な脈証は (1) の遅・数でしょう．時計やストップウォッチで数えればよいからです．(2) の浮・沈は脈が触れる位置のことで，軽く触れるだけでわかるか，ぐっと押さえてはじめてわかるかによって区別します．(3) の虚・実は脈の強さ・勢いのことです．

(1) 〜 (3) は互いに独立で，組み合わせることができます．理屈では，遅・数，浮・沈，虚・実の組み合わせは $2 \times 2 \times 2 = 8$ 通りあり，これは八綱弁証です（第3章参照）．遅・数，浮・沈，虚・実はそれぞれ寒・熱，表・裏，虚・実に対応します（**表 5.43**）．

表 5.43 脈の組み合わせ

脈証	状態
浮・数・実	表・熱・実
浮・数・虚	表・熱・虚
浮・遅・実	表・寒・実
浮・遅・虚	表・寒・虚
沈・数・実	裏・熱・実
沈・数・虚	裏・熱・虚
沈・遅・実	裏・寒・実
沈・遅・虚	裏・寒・虚

②その他の基本脈

①の (1) 〜 (3) で八綱を見分けたら，あとは細かくこれを補正していきます（**表 5.44**，**図 5.12**）．大（洪ともいう）・小（細ともいう），緊

漢方医学コラム　この脈は浮ですか？　沈ですか？

2人のベテランの漢方医がある患者を同時に診た際に，舌証や腹証はほぼ一致しますが，脈証が異なることは珍しいことではありません．脈証とはそれくらい客観的でないということです．

浮・沈が違うと正反対の結果になりますが，ある漢方医の診察に立ち合った際，「浮でも沈でもない」という診断が一番多いように思いました．

表 5.44 その他の基本脈

脈	意味	脈	どんな脈か	意味
大(洪)・小(細)	太さ	大脈	太く触れる脈	正常〜熱証
		小脈	細く触れる脈	気虚・血虚
緊(弦)・緩	緊張度	緊脈	ぴんと張った脈	寒邪外感・内寒・肝鬱
		緩脈	やわらかい脈	正常
滑・渋(濇)	滑らかさ	滑脈	滑らかな脈	正常〜湿証
		渋脈	滑らかさに欠ける脈	瘀血
長・短	長さ	長脈	寸関尺の全体で触れる脈	正常または陽盛
		短脈	寸や尺で触れにくい脈	気虚

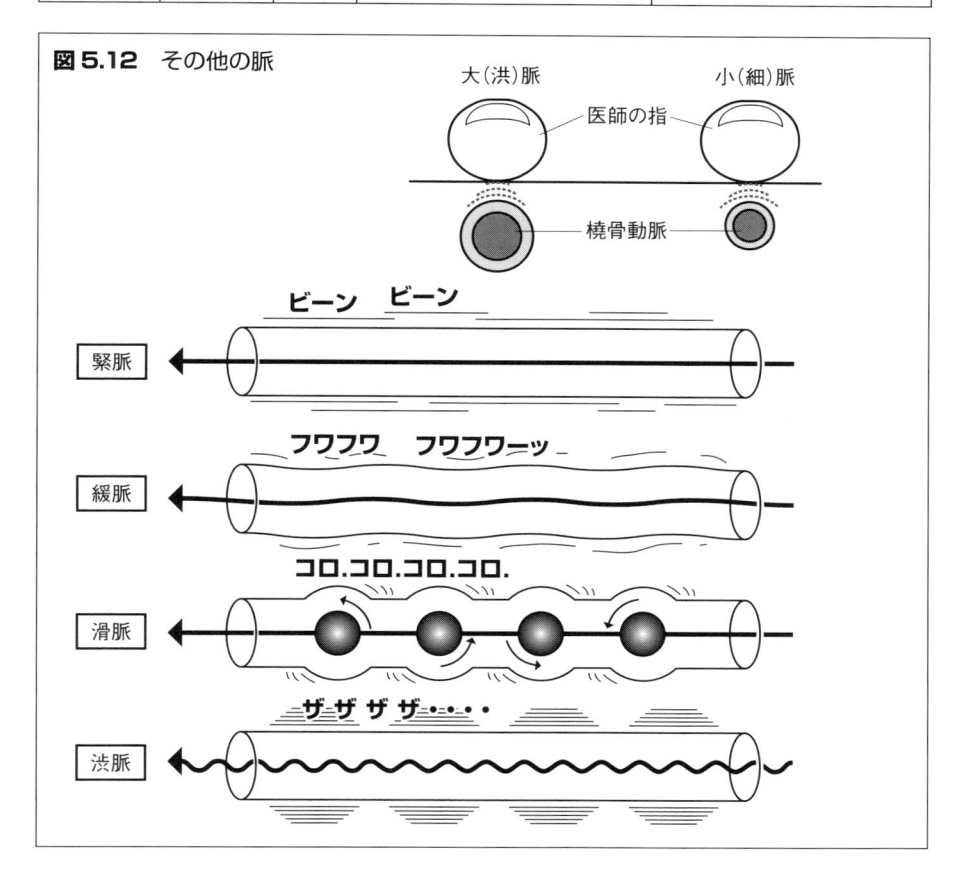

図 5.12 その他の脈

大(洪)脈　　小(細)脈
医師の指
橈骨動脈

緊脈　ビーン　ビーン
緩脈　フワフワ　フワフワーッ
滑脈　コロ.コロ.コロ.コロ.
渋脈　ザ ザ ザ・・・・

（弦ともいう）・緩，滑・渋（濇ともいう）が区別できるようになれば一人前といえるでしょう．

③その他に覚えておくとよい脈証
促脈・結脈・代脈

いずれも不整脈のことです．血瘀や心血虚で見られます．

詳しく述べるとこの3つには違いがあるのですが，今の段階では脈診でそこまで弁別する必要はないかもしれません．不整脈を診たら心電図を取ればよいからです．そのほうがずっと正確な診断にたどり着くことができます．

5.6　切診　(2) 腹診

5.6.1　腹診とは何か

腹の診察で，身体の虚実から瘀血・津液の状態などさまざまな情報を得る手段が腹診です．

日本漢方は腹診を重視します．腹診が盛んになったのは江戸時代からです．所見が明らかで再現性があり，習得も比較的容易だからでしょう．

この結果，腹診所見（**腹証・腹候**）が処方の決定に直結するようになり

漢方医学コラム　「普通」は正常?

問診で，「食欲はいかがですか」と尋ねれば，「普通です」と答える人が多いものです．まして，「生理の（出血）量は多いですか」と尋ねれば「普通」「多い」「少ない」といろいろな答えが返ってきます．

皆さん，多い・少ないは自分の基準で答えているだけです．だからこういうときは「変化」を尋ねるべきです．「以前と比べてどうですか?」というだけでずいぶん違ってきます．

1日3回の排便が正常と思い込んでいたある20代の男性に，通常は1回，多くて2回と説明をしたとき，「えーっ！みんなしないんですね！」と心底驚いていました．

ました．たとえば，患者の腹証が「大柴胡湯の証」であれば，症状や病名が何であれ，大柴胡湯で治療できるというのです．

ただ，腹候と処方の関連についてはブラックボックスで，あまり体系立っていません．

5.6.2 腹診の準備

通常は現代の内科診察にしたがい，医師は患者の右側に立ちます．これはとくに決まりがあるわけではありませんし，左側に立つ医師もたくさんいるので，好きな方を選べばよいでしょう．

患者は下肢を伸ばして仰臥位になります．膝を曲げて行う内科診察とは異なります．内科診察では腹筋の緊張を取ったほうがよいのですが，漢方では腹筋の緊張も観察対象となるので，こういう状態で行うのです．

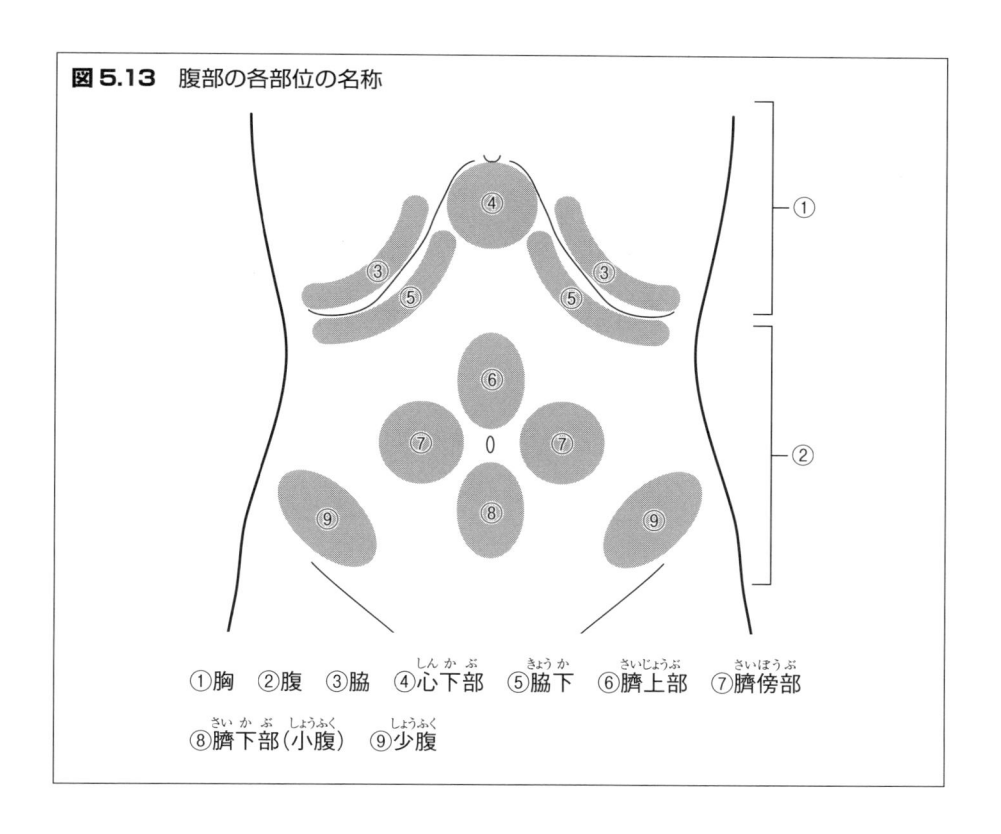

図5.13 腹部の各部位の名称

①胸 ②腹 ③脇 ④心下部(しんかぶ) ⑤脇下(きょうか) ⑥臍上部(さいじょうぶ) ⑦臍傍部(さいぼうぶ)
⑧臍下部(さいかぶ)(小腹(しょうふく)) ⑨少腹(しょうふく)

5.6.3　腹部の観察

いきなり患者の腹に触れてはいけません．まず腹の外観をじっくりと観察します．診るべきポイントは凹凸と腹壁の動きの2つです．

腹診で用いる部位の表現を**図5.13**に示します．現代医学でも用いる主な解剖学的器官・骨などが部位のメルクマールとなります．肋骨弓の上が**胸**，下が**腹**で，肋骨弓の少し上が**脇**，その直下が**脇下**です．肋骨弓の中央直下が**心下部**，臍〜恥骨上縁の正中付近の部分を**臍下部**（**小腹**），小腹の左右を**少腹**といいます（**表5.45**）．まぎらわしいので気を付けてください．

表5.45　腹壁外観の異常

部位	外観	病態
全体	膨満	実証．食滞，気滞．
	陥凹	虚証．気虚，腎虚．
心下部	膨満	臍より上が張っている場合は実証．腹力がない場合は虚証．
心下部下方〜下腹部	蠕動の透見	著しい虚証＋腸の蠕動不安定．
下腹部	膨満	圧痛があれば実証．力がなくただ膨満していれば虚証．尿の膀胱貯留．

5.6.4　腹部全体の腹力・緊張

次に患者の**腹**の**腹力**と緊張具合を診ます．掌全体を用いて，はじめは弱く，徐々に力を入れ，まんべんなく腹を押さえていきます．腹力は，腹全

表5.46　腹力

腹力	評価例
5	強（実）
4	やや強（実）
3	中等度（強からず弱からず）
2	やや弱（軟）
1	弱（軟）

表 5.47 腹壁の緊張と虚実

腹壁全体	深く押したときの抵抗力	腹力
緊張	あり	実
	なし	虚
弛緩	なし	虚

表 5.48 触診における腹壁の異常所見

部位	状態	名称	意味
胸脇部	痞え感（自覚症状のみ）	胸脇苦満	肝鬱気滞（弱→強）
	抵抗を他覚的に触れる	脇下鞕満	
	緊張なし	—	正常
心下部	痞え感（自覚症状のみ）	心下痞	気滞（弱→強）
	抵抗を他覚的に触れる	心下支結	
	抵抗＋圧痛	心下痞鞕	
	心下痞鞕が強い	心下痞堅（弱）・心下石鞕（強）・心下急（急迫）	気滞＋痰飲
	弛緩している	心下軟	気虚
	弛緩している（振水音）	胃内停水	気虚による水湿
臍上部	動悸を触れる	臍上悸	水・気の上衝
臍傍部	抵抗・硬結・圧痛	—	瘀血
	動悸を触れる	臍傍悸	痰飲
腹直筋	弛緩	—	正常
	緊張	—	肝鬱気滞
臍下部	抵抗・硬結・圧痛	—	瘀血
	動悸を触れる	臍下悸	気の上衝・痰飲
	正中の弛緩	臍下不仁（小腹不仁）	腎気虚
	正中に釘〜鉛筆程度の太さの硬結がある	正中芯	脾虚・気虚・腎気虚
少腹	緊張	少腹拘急（強いものは弦急）	肝鬱気滞
	抵抗・硬結・圧痛	少腹急結	瘀血

体を押したとき腹が手を押し返す力のことです．これで患者の虚実を大別します．

腹力の評価は主観的なものですから，あまり細かく分けても意味がありません．せいぜい3〜5段階くらいで行うのが便利でしょう（**表5.46**）．

漢方では腹力によって患者の虚実を大別し，処方を使い分けることが多いので，腹力が重視されるようになってきたのです．

なお，緊張とは「お腹のしまり具合」のことです（**表5.47**）．これもあまり細かく分けても意味がありませんから，軽く触れたときと深く押したときとで，緊張があるかないかくらいを区別できれば十分でしょう．

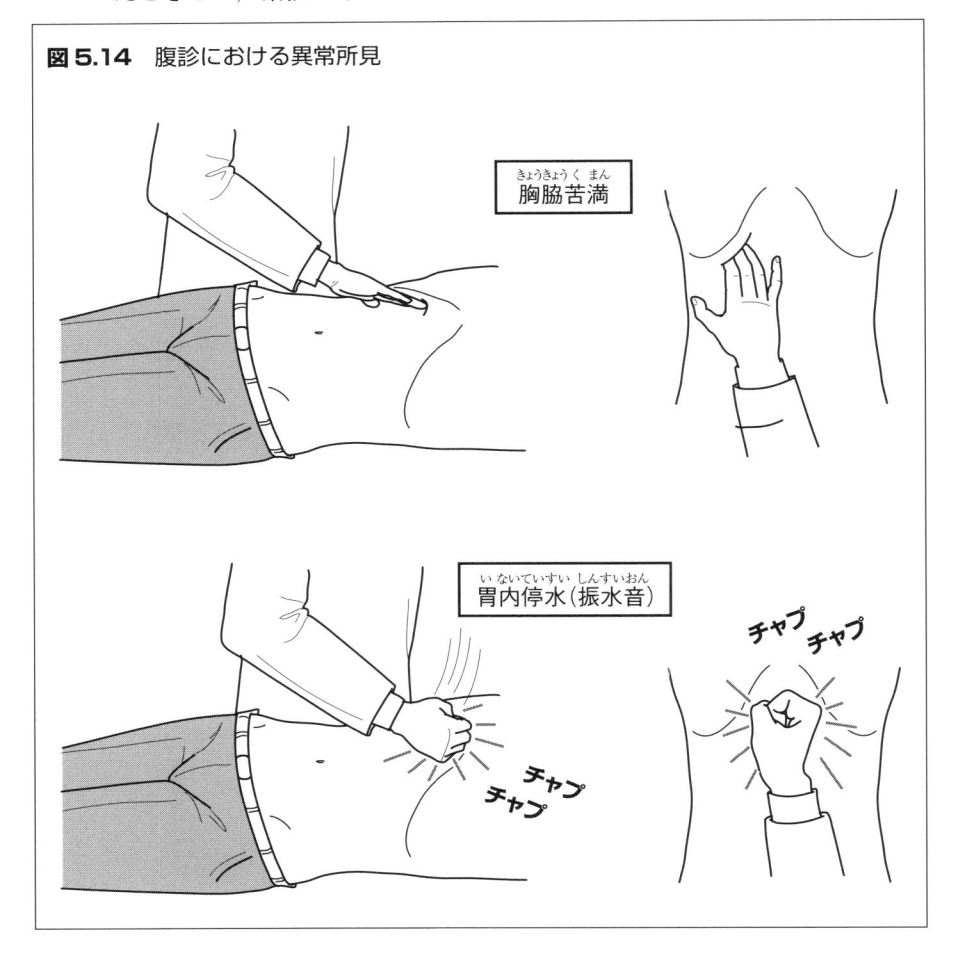

図5.14 腹診における異常所見

胸脇苦満（きょうきょうくまん）

胃内停水（振水音）（いないていすい　しんすいおん）

チャプチャプ

5.6.5　部位別の異常所見

次は部位ごとの診察に移ります（**表 5.48**）.

胸脇苦満（きょうきょうくまん）は指先を揃えて差し入れて診ます．胃内停水（いないていすい）を見るためには，手首のスナップを利かせて，拳で軽く叩けばよいのです．"チャプチャプ"と音（振水音）がすれば陽性です（**図 5.14**）.

5.7　四診合算（ししんがっさん）

四診では互いに無関係，あるいは矛盾するような結果が出る場合，取捨選択し総合的に判断すべきです．これを漢方では**四診合算**といいます．

漢方医学コラム　四診合算は多数決ではない

四診の結果がすべて互いに矛盾なくつながることは，実は少ないものです．必ず「仲間はずれ」の所見が交じります．きちんと取った証はすべて「正しい」はずですが，異常所見と捉える必要のないものもあるからです．

極端な場合，1つを除き他は全部無関係，ということもあります．一般社会でも，少数意見のほうが実は正しい，ということもありますね．

第6章
治療

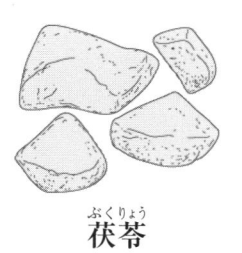

<small>ぶくりょう</small>
茯苓

6.1 漢方治療の基本・原則

6.1.1 扶正祛邪（補虚瀉実）
　　すべての疾患は，邪気が正気の力を上回ったときに発生します．邪気とは体を攻撃するものであり，正気とは人体に正常に存在する気（いわゆる気・血・津液）です．

　　漢方治療では，正気を助け邪気を攻撃すること，すなわち**扶正祛邪（補虚瀉実）**が第一の原則です．ただし，祛邪を行うと正気も消耗してしまうので，治療が長期になる場合には，正気を補いながら邪気を攻撃します**（攻補兼施）**．

6.1.2 治病求本
　　表面的な症状の治療に終わるのではなく，根本原因（**本**という）を治すことを第二の原則とします．

　　漢方治療ではまず現れている症状（**標**という）を対症療法的に片付け，その後に本へと進む**先標後本**が基本です．標は表にあって急性，本は裏にあって慢性であることが多いので，**先表後裏**，**先急後緩**などともいいます．しかし，一般に標・本を並行して治療（**標本同治**）することが多いようです．

漢方医学コラム　漢方免許皆伝

　一流スポーツ選手でも，スランプに陥ったときは基本からやり直すそうですが，漢方でも同じで，基本を大事にするのです．6.1 の 3 つの基本を守っていれば治療を大きく踏み外すことはないはずです．実際の臨床で難局に遭遇した際も，基本に立ち戻って考え直すと道が開けることがよくあります．

　ある武道の達人に聞いた話ですが，「修業を積み，その流派に伝わる秘伝の文書をようやく目にするときが来て，どんなことが書いてあるかと思いきや，ごく当たり前のことが何か条か並んでいただけだった」とのことです．

　人間，基本をしっかり守ることがいかに大切で，しかもいかに難しいか，ということでしょうね．

6.1.3 随機制宜

同じ疾患でも，地域・気候によって，患者によって病態は異なり，同じ患者でも，環境が変わるとまた違ってきます．これらを考慮しながら臨機応変に漢方治療を行うべきで，これが第三の原則です．

6.2　治療八法

扶正の方法として**補法**が，祛邪の方法として**消法**が用いられます．一般にはこれらがさらに細分化され，**汗・吐・下・和・清・温・消・補**という8種類の方法（治法）に大別されています（**図6.1**）．

①汗法

消法の1つです．表にある風寒，風熱などの外邪（表証）を汗とともに吹き飛ばす方法です（解表といいます）．病初期に用います．風寒には辛温解表（辛い薬で温めて解表する），風熱には辛涼解表（辛い薬で冷やして解表する）などと細かく使い分けます．汗により気も失われるので注意が必要です．

②吐法

消法の1つで，胃に停滞する食物，痰，誤って食べた毒物・腐蝕物など，体上部にあるものを吐出させる方法です．気虚，妊婦などには慎重に行います．現在はあまり用いられません．

③下法

消法の1つで，腸に溜まった便，宿食，瘀血などを排便によりすみやかに排出させる方法です．主に実熱証（裏証）の治療に用いられます．熱証には寒下法（冷ましつつ瀉下する），寒証には温下法（温めて瀉下する），燥証には潤下法（潤しつつ瀉下する），などといくつかあります．

④清法

消法の1つです．熱証用の治法です．熱邪を外感した場合，ほかにも寒邪外感後に熱化した場合，熱の内生の場合など，いずれの熱に対しても冷ます方法です．虚寒証には用いません．また，陰を損傷しやすいので気をつける必要があります．

図 6.1 汗・吐・下の三法

汗法（かんぽう）
発汗させて病を吹き飛ばす．

下法（げほう）
下痢させて病を瀉下する．

吐法（とほう）
嘔吐で病を吐き出させる．

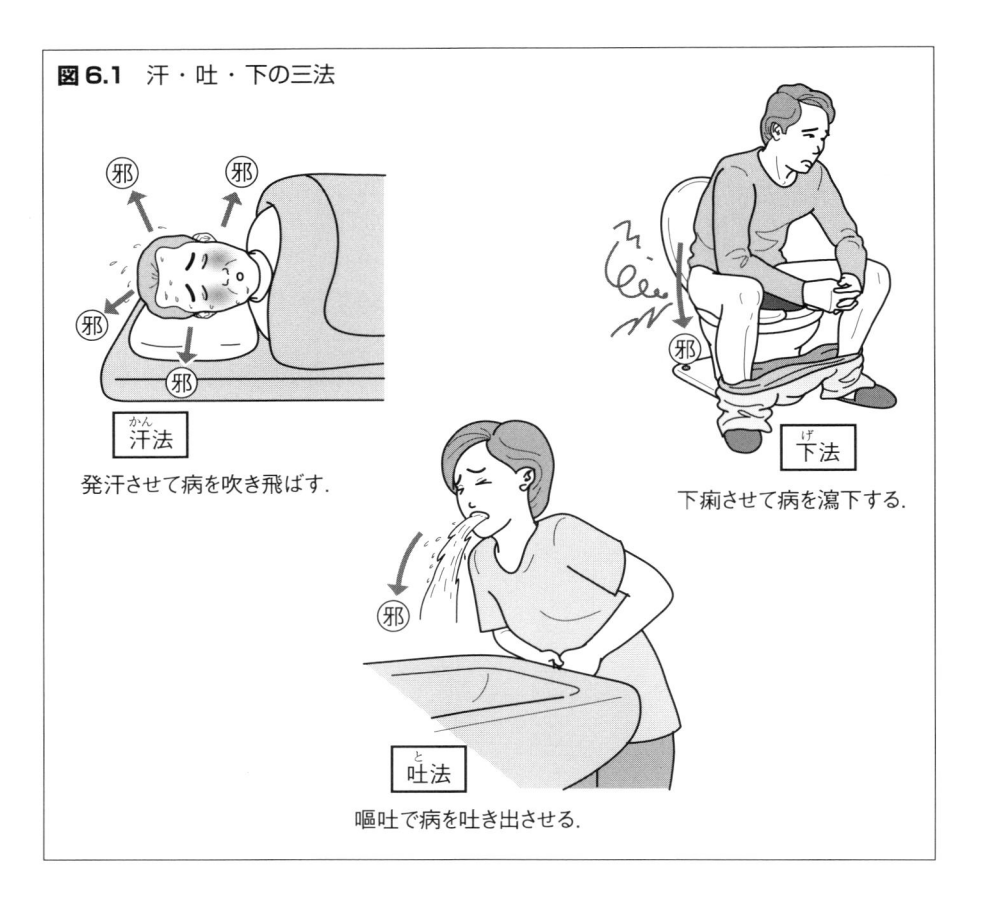

漢方医学コラム　吐法が用いられなくなった理由

　毒性の強いものを誤飲してしまった場合，吐かせるなどで除去しなければなりませんが，これは現代医学では救急医療の範囲で，漢方の適応ではありません．漢方の守備範囲となる疾患・病態で吐かせなければならないものはほとんどありません．

　私が気になるのは，瀉下法があまり使われなくなったことです．便秘以外には普通は用いられなくなりました．「丸１日下痢するかもしれませんが，ちょっと我慢して！」と断ってから瀉下法で治療すると，短期間で治るものもあります．

⑤消法

狭義の消法のことで，余分なものを消し去る方法です．食積，痰飲，瘀血などに用います．燥湿（湿を乾かす），化痰（痰を分解する），化瘀（瘀血を解除する）などはもちろん，それを促す理気（行気ともいう．気の流れを促す），活血（血行を促す）なども含みます．正気を消耗しやすいので要注意です．

⑥温法

補法の1つです．寒証用の治法で，温める（すなわち陽を補う）方法です．熱証には使いません．

⑦補法

狭義の補法のことで，不足を補う方法です．気血津液の不足を補うほか，さまざまな補法があります．

⑧和法

補法の1つです．もともと「傷寒論」の少陽病（半表半裏証）の治法（和解少陽法）でした．現在は外感以外の病態で，臓腑間のバランス失調にも「調整」の意味で広く用いられます．

実際には，これらの各法を単独で用いることはほとんどありません．併せて用いることがほとんどです．つまり，漢方薬（漢方処方）には，後述するように，補瀉のバランスがうまく工夫されているものが多いのです．たとえば，トータルで汗法に属する**桂枝湯**という処方の中には，汗法，補法などさまざまな性格をもつ生薬が5つ配合されています（第7章でお話しします）．

6.3 八綱の漢方治療原則

これも原則は扶正祛邪で，以下のようになり，単純明快でしょう（**表6.1**）．細かく見ると**表6.2**のようになります．いずれも，病の存在部位（表・裏）を特定したならば，病の性質と逆方向の介入（寒ならば温め，熱ならば冷ます）をするのです．また，虚を補い，実を瀉すのです．

表 6.1 八綱の治療原則

証	治療法
表証	身体の表面に治療を施す.
裏証	身体の内側に治療を施す.
寒証	温める.
熱証	冷ます.
虚証	不足するものを補う.
実証	余剰なものを瀉する.

表 6.2 八綱の治療詳細

証	治療法
表裏・虚実　（どこが虚し，どこが実しているか）	
表虚証	表の気を補う.
表実証	表の邪を追い払う.
裏虚証	裏の気を補う.
裏実証	裏の邪気を瀉す.
表裏・寒熱　（どこに熱があり，どこに寒があるか）	
表寒証	表を温める.
裏寒証	裏を温める.
表熱証	表を冷ます.
裏熱証	裏を冷ます.
虚実・寒熱　（寒熱は不足・過剰のどちらか）	
虚熱証	陰を補うことで間接的に虚熱を冷ます.
実熱証	直接冷ます.
虚寒証	陽を補うことで間接的に虚寒を温める.
実寒証	直接温める.

6.4 気・血・津液（水）異常の治療原則

　気・血・津液（水）の不足は身体機能の低下を来たし，過剰な場合は悪さをするためこれを邪気と考えれば，気・血・津液（水）の治療も扶正祛邪（補虚瀉実）といえるでしょう（**表6.3**）．

　ただし補足が必要でしょう．気の過剰とは渋滞のことです．したがって，気を流す（理気という）力を補充するのです．具体的には理気薬とよばれる薬を用います．血も同様で，渋滞により瘀血を形成します．この場合は瘀血を解除する活血化瘀薬（駆瘀血薬ともいう）で治療します．水は過剰になったり不均等分布をしたりします．この場合は水を巡らせる（利水という）利水薬で利尿や発汗をかけるのです．

　気や血の不足の場合，補うだけでは流れません．動力を要します．それぞれ気を巡らせる理気薬，血を巡らせる活血薬も加える必要があります．

表 6.3 気・血・津液（水）異常の治療原則

	過不足	病態	治療則
気	不足	気虚	補気
	過剰	気滞（気鬱・気逆）	理気
血	不足	血虚	補血
	過剰	血瘀	活血化瘀（駆瘀血）
水（津液）	不足	津虚	補津（生津）
	過剰	水毒（痰飲）	利水（祛痰）

6.5 五臓六腑の異常の漢方治療原則

　これも基本は扶正祛邪（補虚瀉実）です．各臓腑の気虚を補うのは補気であり，血虚では補血，津虚では補津すればよいのです．どの臓腑の病であっても，補い方が臓腑により若干違ってくるだけで原則としてこの方法

でよいでしょう．ここでは，五行の相生・相克理論を駆使した少し高度な治療法についてのみ述べておきます．

6.5.1 相生関係を利用したもの

　二臓が母子（相生）関係にあるとき，「虚なればすなわちその母を補す」，「実なればすなわちその子を瀉す」という方法を用います．脾の気を補うことで肺の気を補う，腎陰を補うことで肝陰を補う方法などがあります．たとえば，慢性呼吸器疾患で肺の気が虚すると，肺の「母」である脾の気も減ってきます．そのようなときにこの方法で治療するのです（**図6.2**）．

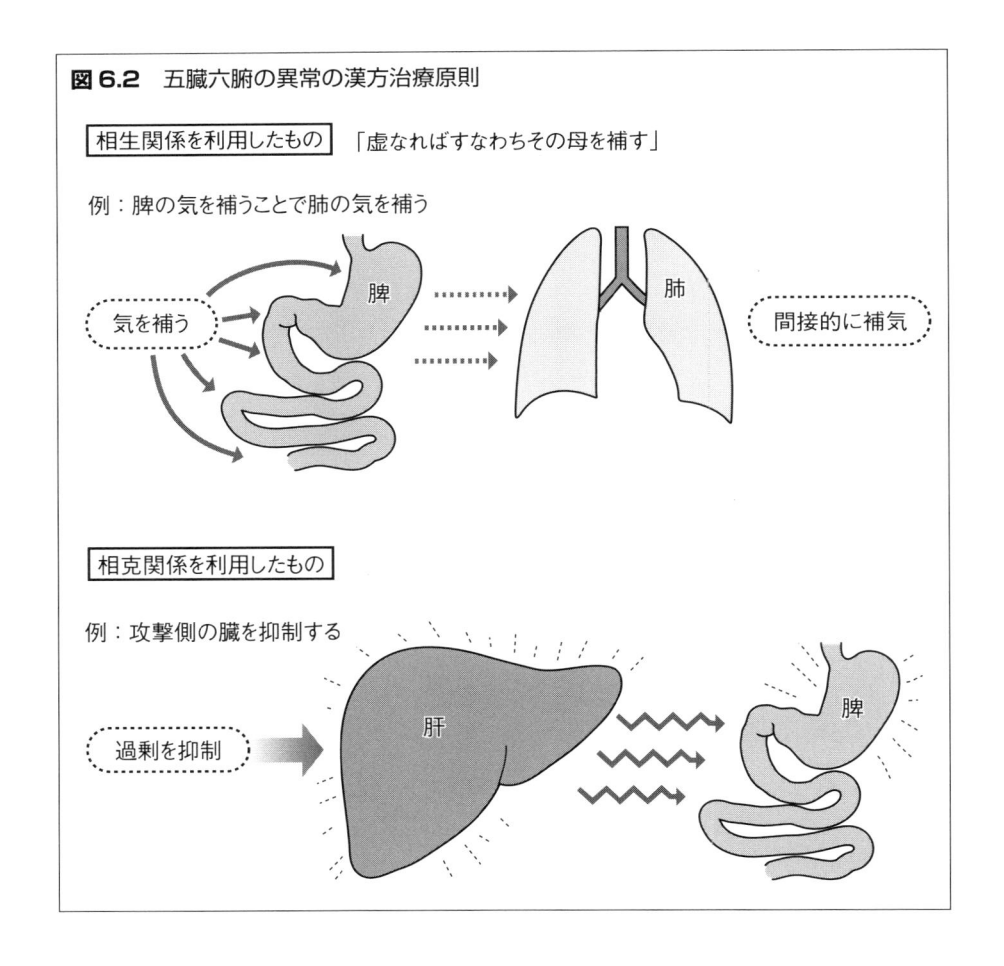

図6.2　五臓六腑の異常の漢方治療原則

相生関係を利用したもの　　「虚なればすなわちその母を補す」

例：脾の気を補うことで肺の気を補う

気を補う → 脾 ⇒ 肺　間接的に補気

相克関係を利用したもの

例：攻撃側の臓を抑制する

過剰を抑制 → 肝 ⇒ 脾

6.5.2 相克関係を利用したもの

相克・相侮関係にある二臓間でおこっている病気の治療としては，攻撃する側の臓を抑制する方法（＝瀉実）と，攻撃される側の臓を助ける方法（＝補虚）とがあります．たとえば，肝気が鬱結し相克関係にある脾を傷めた場合には，肝を抑え脾を助ける方法を用いますし，腎陰不足により相克関係にある心陽が亢進した場合には，腎陰を補い心火を制御する方法などを用いることがあります（**図6.2**）．五臓（五行）に着目したこれらの治療法は漢方の得意とするところで現代医学ではおよそ考えつかないようなものです．

6.6 六病位（傷寒論）による治療原則

これは「傷寒論」に登場する治療法でしたが，原則はこれまでに述べた治療原則を外れません．該当箇所を参照すれば容易に理解できるでしょう．漢方処方名については次章で詳細に述べます（**図6.3**，**表6.4**）．

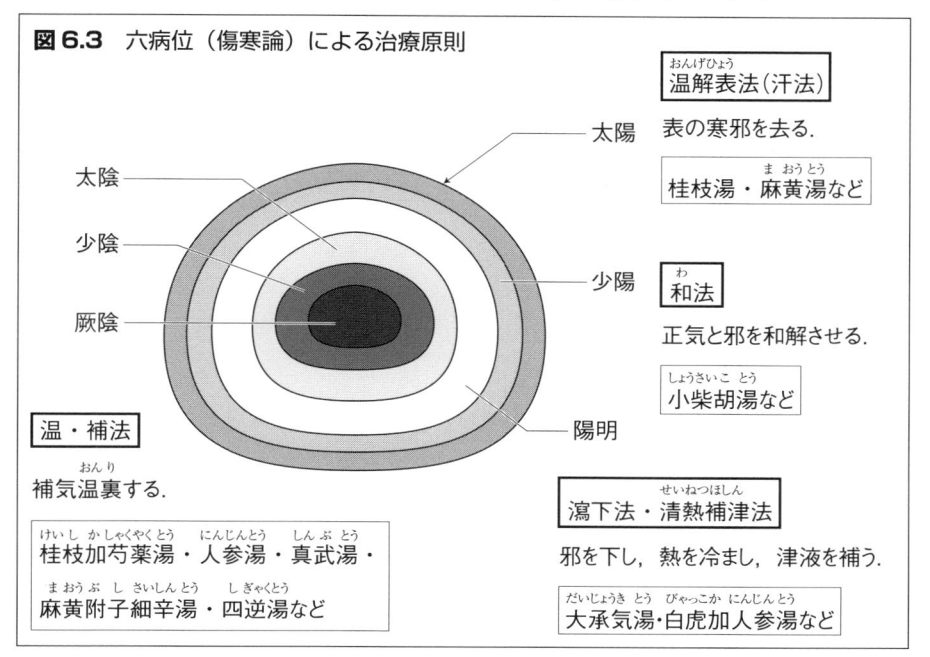

図6.3 六病位（傷寒論）による治療原則

太陽 / 少陽 / 陽明 / 太陰 / 少陰 / 厥陰

温解表法（汗法）
表の寒邪を去る．
桂枝湯・麻黄湯など

和法
正気と邪を和解させる．
小柴胡湯など

瀉下法・清熱補津法
邪を下し，熱を冷まし，津液を補う．
大承気湯・白虎加人参湯など

温・補法
補気温裏する．
桂枝加芍薬湯・人参湯・真武湯・麻黄附子細辛湯・四逆湯など

表6.4 六病位（傷寒論）による治療原則

病名	治療原則	主な治療法
太陽病	温解表法（汗法）．表寒邪を去る．	桂枝湯，麻黄湯など．
少陽病	和法．正邪を和解する．	小柴胡湯など．
陽明病	瀉下法・清熱補津法．下し，熱を冷まし津液を補う．	大承気湯，白虎加人参湯など．
太陰病	温法・補法．補気温裏する．	桂枝加芍薬湯，人参湯など．
少陰病		真武湯，麻黄附子細辛湯，四逆湯など．
厥陰病		当帰四逆加呉茱萸生姜湯など．

6.7 温病弁証による治療原則

「傷寒論」は急性伝染性熱性疾患の治療法の宝庫ですが，残念ながら温熱病（温病）の治療についてはほとんど書かれていませんので，温病弁証で補足します．その治療について述べます（**表6.5**，**図6.4**）．

温病の治療ポイントはただ1つ，「どの深さに熱があるのか」を見極めればよいのです．その部位に応じた薬を用いて，ただひたすら熱を冷ます方法が取られます．

日本漢方は，「傷寒論」を重視してつくりあげられてきた医学であることもあり，温病の治療によく用いられるこれらの処方は，わが国では保険適応となる漢方エキス製剤になっていないものが多く，重要である割には馴染みのないものとなっています．

表6.5 温病弁証による治療原則

証	他の証による表現	治療原則	主な治療法
衛分証	表熱証	寒涼解表法で表熱邪を去る．	銀翹散，桑菊飲など．
気分証	裏実熱証	清気分熱法で熱を冷まし，瀉下法で下す．	大承気湯，白虎湯など．
営分証	裏熱証・津虚証	清営法で下し，燥熱を冷まして津を補う．	清営湯など．
血分証	裏熱証・血熱証	涼血法で血熱を冷ます．	犀角地黄湯など．

図6.4 温病の治療原則

衛分証
温熱外邪を感受.
　　　　　　　　　寒涼解表法　← 寒涼薬

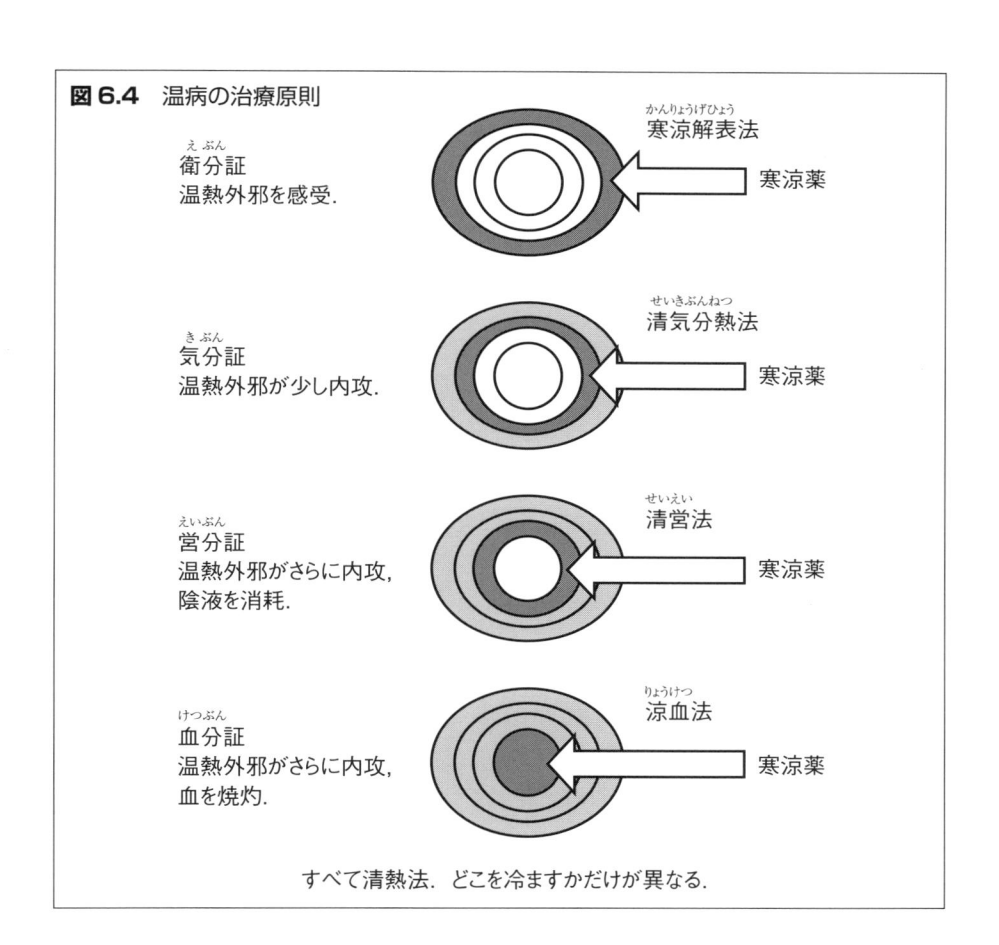

気分証
温熱外邪が少し内攻.
　　　　　　　　　清気分熱法　← 寒涼薬

営分証
温熱外邪がさらに内攻,
陰液を消耗.
　　　　　　　　　清営法　← 寒涼薬

血分証
温熱外邪がさらに内攻,
血を焼灼.
　　　　　　　　　涼血法　← 寒涼薬

すべて清熱法．どこを冷ますかだけが異なる．

　おもしろいことに，温病治療と傷寒論治療とが交差するところがあります．大承気湯，白虎湯（白虎加人参湯の原型）のところです．つまり温病の気分証は，「傷寒論」では陽明病に相当するのです．

6.8　腹証による治療原則（方証相対）

　すでに述べたように，日本漢方，とくに「傷寒論」「金匱要略」を重視する古方派の医師たちは，方証相対を大変重視します．したがって，腹

証を拠り所として処方が決定されることがきわめて多くなっています（**表6.6**）．詳しくは第5章の腹診のところを参照してください．

腹証をもとによく用いられる漢方処方のうち，主なものについては次章で述べますが，中医学に比べて柴胡という生薬を含む処方（大柴胡湯，小柴胡湯，四逆散，柴胡桂枝湯，柴胡桂枝乾姜湯など）を使うことが多いのが1つの特徴です．

表6.6 腹証による治療原則

腹証	方証相対
胸脇苦満・脇下鞕満・腹直筋緊張	大柴胡湯，四逆散，小柴胡湯などの柴胡剤で和解少陽する．
心下痞・心下支結・心下痞鞕	腹力実（実証）は三黄瀉心湯，半夏瀉心湯などの瀉心湯類で下す． 中〜虚証は半夏厚朴湯などの理気剤で気滞を解除する．
心下痞堅	木防已湯などで理気祛湿する．
心下石鞕	大陥胸湯などで逐水（水を激しく追い出す）する．
胃内停水	苓桂朮甘湯，人参湯などで補気利水する．
腹裏拘急（裏急）	小建中湯などで補脾緩急する．
腸蠕動不安	大建中湯で温裏散寒する．
臍周囲の動悸	苓桂朮甘湯，桂枝加竜骨牡蠣湯などで利水，安神する．
臍周囲・少腹の抵抗・硬結・腫瘤・圧痛	実証は大黄牡丹皮湯，桃核承気湯，桂枝茯苓丸などで破血化瘀し，虚証は当帰建中湯，当帰芍薬散などで補血活血する．
正中芯	小建中湯，黄耆建中湯で補脾する．
少腹拘急・弦急	柴胡加竜骨牡蠣湯などで安神する．
小腹（臍下）不仁	八味地黄丸などで補腎する．

第7章
治療と漢方薬

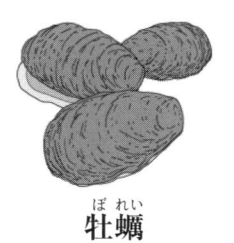

牡蠣
ぼれい

7.1 漢方薬とは

漢方薬とは，漢方医学という医療体系で用いられる薬のことです．普通は**処方**とか**方剤**などとよぶことが多いです．

漢方薬は普通，数種類の**生薬**（薬草など）を混ぜてつくられます．その混ぜ方には一定の理論，規則があります．また薬の形状にもいろいろあります．

7.2 生薬

7.2.1 生薬とは何か

生薬とは自然に存在し，かつ薬理作用があるものの総称です．植物の根・葉・樹皮・花・実・種などのほか，動物の身体の一部（皮，骨など），鉱物などが，乾燥されて，あるいはその後加熱処理などの加工（**修治**という）を経て，製品として用いられます．生薬には**日本薬局方**に収載され，公的に薬として認められており，健康保険が使えるものも少なくありません．これについては後述します．

表7.1のように，生薬には日常的に摂取しているものも多いのです．一番使用頻度の高い生薬は甘草で，これはお菓子や醤油などにも入っているものです．

> **漢方医学コラム　あれもこれも生薬**
>
> 以前，漢方メーカー某社研究所を訪問したときに，生薬庫に案内され，世界各地で集めた生薬を見せていただきました．植物性のものも「ふんふん，なるほど」と勉強になりましたが，動物性のものは実に興味深いものでした．サソリやマムシ，トカゲの類にドキドキしつつ進んで行きましたが，圧巻は"ゾウの鼻"でした（正直なところ，味を想像してしまいました）．「タイで仕入れてきたのです」という担当者の得意気な表情が今も思い出されます．

表7.1 身近な生薬

名称	読み方	その正体
桂皮	けいひ	シナモン
生姜	しょうきょう	ショウガ
陳皮	ちんぴ	温州みかんの皮
粳米	こうべい	米（うるち米）
山薬	さんやく	ヤマノイモ
薏苡仁	よくいにん	ハトムギ
附子	ぶし	トリカブトの根を加熱処理して減毒したもの
阿膠	あきょう	ウシ，ブタなどの哺乳動物の皮，骨，腱，靭帯からつくられたゼラチン
牡蠣	ぼれい	カキの貝殻
蝉退	せんたい	セミの抜け殻
牛黄	ごおう	ウシの胆石
芒硝	ぼうしょう	硫酸マグネシウム
石膏	せっこう	含水硫酸カルシウム

7.2.2 天然化合物

生薬には多数の化学物質（天然化合物）が含まれ，それらの薬理作用が解明されてきています．ジギタリスから取られたジゴキシンやロートコンから取られたアトロピンなど，一般の西洋医学で用いる医薬品になっているものもあります．また，これらの天然化合物をもとに種々の薬物が合成されています．

7.2.3 生薬の薬性

漢方では，生薬のもつ性質（**薬性**）を利用して治療を行います．生薬の性質を表現する方法がいくつかあります（**図7.1**）．

①**性・味**

病態の八綱分類では，病の性質は寒熱・虚実・表裏のいずれかでした．それに対して逆向きの介入をすれば病気は治るのです．たとえば，寒（寒

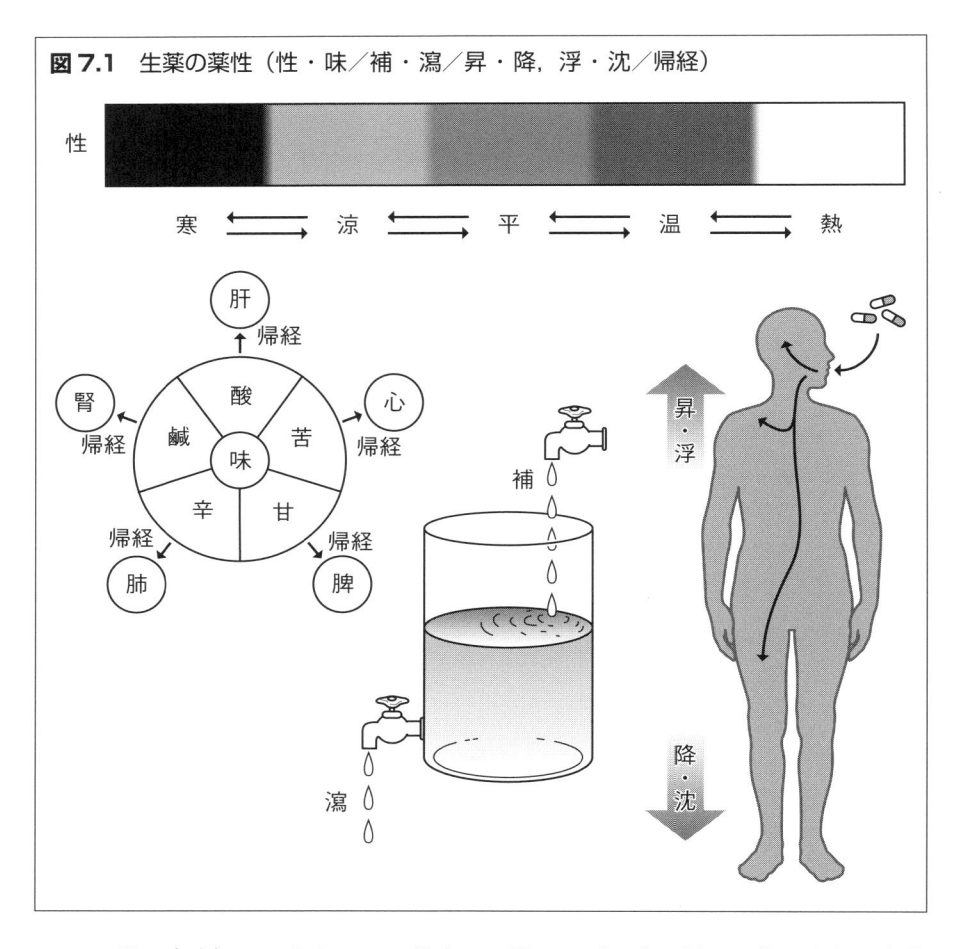

図 7.1 生薬の薬性（性・味／補・瀉／昇・降，浮・沈／帰経）

邪・内寒）にやられている場合には温めればよく，温める作用をもつ生薬を使えばよいわけです．

　生薬の作用で，身体を温める作用は**温性**といい，さらに強いものは**熱性**といいます．逆も同様で，**涼性**，**寒性**といいます．温めも冷ましもしないものは平性といいます．この熱・温・（平）・涼・寒を**四性**（四気）といいます（"平"はふつう省きます）．

　また，五行論では**酸・苦・甘・辛・鹹**（しおからい）という**五味**がありました．これらの味がする食物はそれぞれ五行で同類の肝・心・脾・肺・腎に入ります．すなわち，これらの臓の病のときには，各臓に相当する味

をもつ生薬を用いればよいとする（帰経）のが漢方の考え方です．しかし，例外も多いものです．

②補・瀉

治療とは正気を助け邪気を攻撃すること（扶正祛邪），いい換えれば補虚瀉実でした．

各生薬は補か瀉の作用をもちます．補う・瀉す対象により補気，補血，補陰，瀉火，瀉熱などといいます．1つの生薬が複数の作用を兼ねる場合もあります．

③昇・降，浮・沈

生薬には，体上部へ向かうか，体下部へ向かうかという作用方向の違いがあります．たとえば升麻・桔梗は他の薬を載せて体の上部へ，牛膝は下部へ，それぞれ運ぶといわれていますが，しかしこれも便宜的なもので，固定的に考えないほうがよいでしょう．

④帰経

各生薬が五臓六腑のどこに効くのかということを**帰経**といいます．たとえば，肺に効くのであれば「肺経に入る（帰経する）」と表現します．ある生薬をどんな病態に使うかという指標となります．帰経と五味は，五行論を通じて深い関係があります．

生薬は，複数の経に帰経することが多いのですが，これも1つの生薬に多様な作用があることを示しています．

漢方医学コラム　生薬の味

味と臓は必ずしも理屈通りに一対一で対応するわけではありません．たとえば黄耆は甘性ですが，脾と肺に入ります．肺に入るなら辛いはずなのに，そうではないのです．

さて話は変わりまして，五味子という生薬があります．七味唐辛子や五香粉などの混合香辛料とは違って，1つの生薬です．いかにも多彩な味がしそうな名前ですが，実はただ酸っぱいだけです．

7.3 複合処方

7.3.1 複合処方とは

単味の生薬には作用に限界がありますので，2種類以上を混合して治療しようというのが複合処方（以下，処方と記す）です．処方とは，いわば生薬配合のレシピです（葛根湯，八味地黄丸など）．処方は方剤ともよばれます．

7.3.2 処方のメリット

さまざまな作用をもつ複数の生薬を一度に服用できるほか，生薬が互いに作用を強めあったり，単味の生薬がもつ副作用をほかの生薬で減じたりできます（7.7 参照）．

7.3.3 漢方処方の性格・作用

処方は病気を治すためにつくられたので，それぞれ目的があります．たとえば，**麻黄湯**は寒邪を外感した表寒証を治すために考案され，患者の悪寒，無汗，喘鳴という状態を治す**発汗解表**という役割を期待されているのです（**図 7.2**．7.4.12 も参照）．

7.3.4 君・臣・佐・使

麻黄湯を例に取ると，まず表寒邪を温めて発汗法で治すという目的を達するために，それにふさわしい麻黄がまず選ばれました．このような薬を**主薬（君薬）**といいます（**図 7.3**）．

次に，君薬を補助する薬として，ここでは発汗作用のある桂皮（原典では桂枝）が選ばれました．これは君薬の次に重要なので，**臣薬（補薬）**といいます．

できれば喘鳴や咳も抑えたいですね．そこで，君薬のもつその作用を補助する杏仁が選ばれました．このような薬を**佐薬**といいます．

さらに，これらの薬の作用のどれかが突出しないよう，調整役に甘草が選ばれました．こういう薬は**使薬**とよばれます．

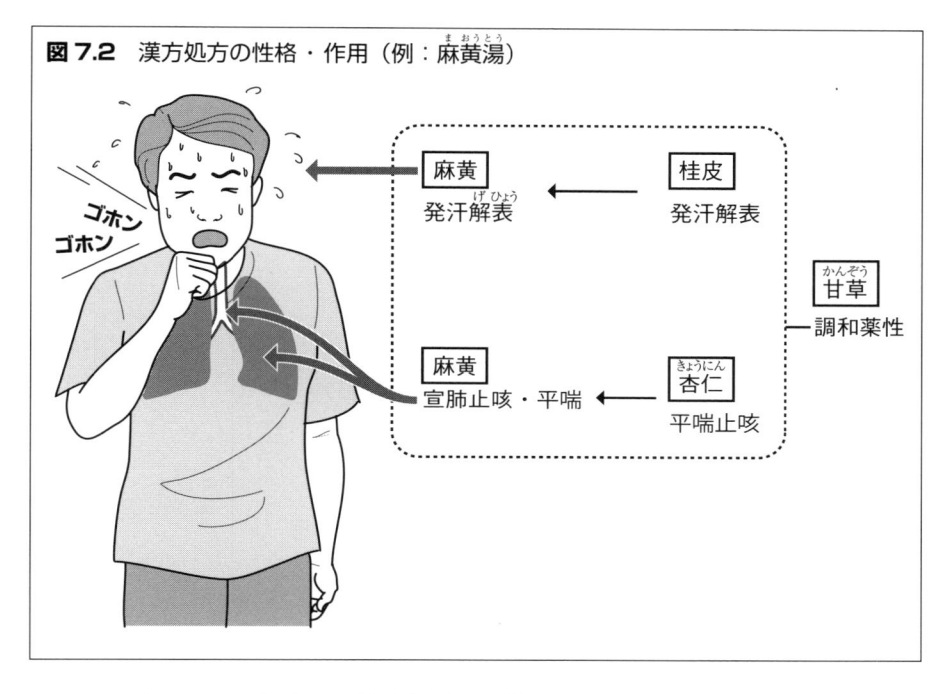

図 7.2 漢方処方の性格・作用（例：麻黄湯）

- 麻黄 → 発汗解表 ← 桂皮 発汗解表
- 甘草 — 調和薬性
- 麻黄 宣肺止咳・平喘 ← 杏仁 平喘止咳

なお，ある処方では補助薬だった薬が，別の処方では君薬の位置を占めることもあり，固定的に考えないほうがよいでしょう．

> **漢方医学コラム** 麻黄と桂枝（桂皮）との複合処方
>
> 麻黄も桂皮もともに発汗作用がありますが，単独ではそれほど強い作用はありません．合わせて用いることではじめて強力な発汗作用を発揮するのです．現代の漢方ではこのことは常識なのですが，ここに恐るべき事実が隠されているのです．
>
> この組み合わせをもつ麻黄湯が創成されたのは，この処方の載っている「傷寒論」の書かれた年代を考慮しますと，1800 年以上も昔のことです．麻黄は現在の中国～モンゴルにかけて採れる北方原産の，桂皮はベトナム辺りで採れる南方原産の植物です．大きく隔たりのある地域同士で，大昔にすでに交流があったということになります．

図 7.3 君・臣・佐・使

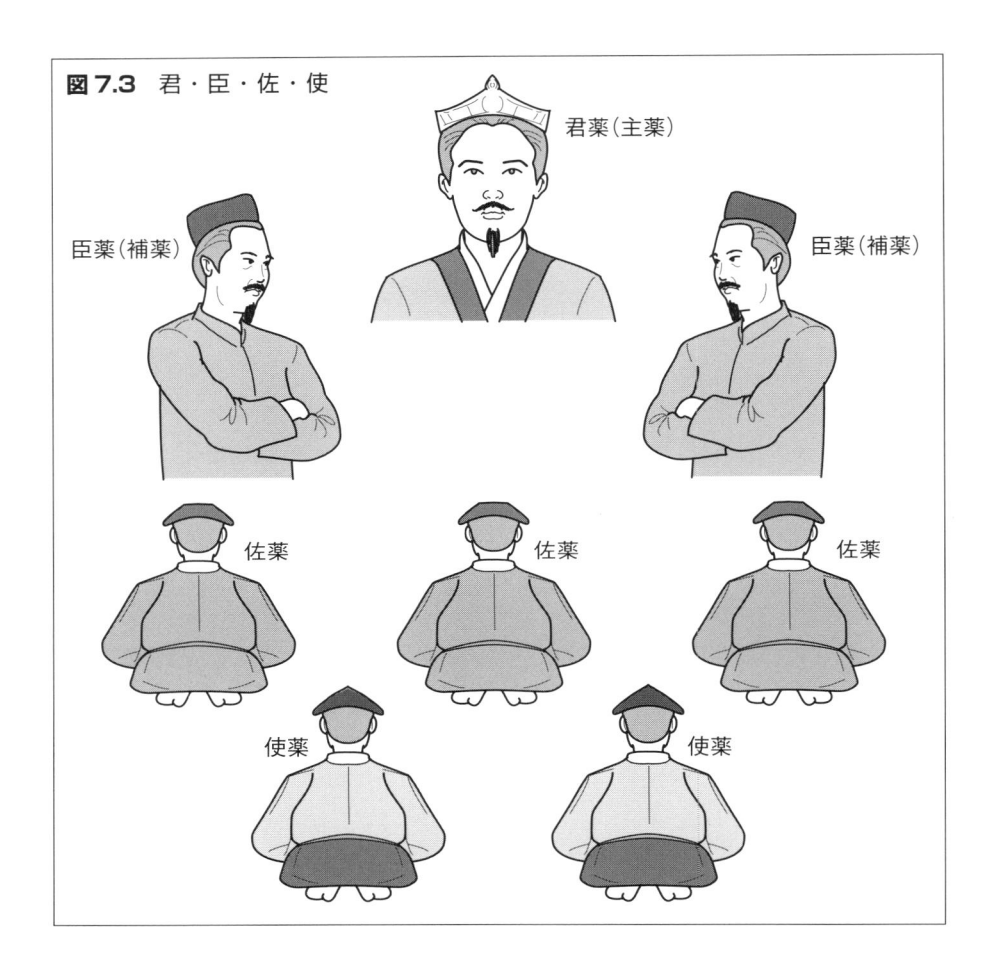

君薬（主薬）
臣薬（補薬）
臣薬（補薬）
佐薬
佐薬
佐薬
使薬
使薬

7.4 代表的な方剤と主な効果・効能

　方剤（処方）は星の数ほどありますが，そっくりな処方が実はいくつもあります．だから，処方をいくつも記憶するより，基本となるものをいくつか頭に入れ，あとはそれに生薬を足したり減らしたり（加減）して用いるほうがはるかに現実的なのです．私は，構成が比較的単純で，他の処方の基本骨格となるような以下の14処方を理解しておけばほぼ十分ではな

> **漢方医学コラム　処方はいくつ知っていればよい？**
>
> 　一般の科で，最も多い種類の薬を使うのは内科医でしょう．以前，薬は150種類も使えれば十分という意見を聞いたことがあります．
> 　ところで，漢方薬は保険収載の処方だけでもそれくらいあります．処方は複数の生薬から成り，それぞれが複数の作用をもっていますから，これを覚えるだけでも大変な記憶量になります．
> 　私ももちろん漢方医のはしくれですから，処方名は150種類どころかもっとたくさん知っていますが，空で成分を間違えずにいえるのはこの14処方＋数処方くらいです．あとは，処方の主薬が何で，処方全体でどういう性格をもっているか，を覚えている程度です．
> 　ある非常にご高名な漢方医に伺ったところ，「私は20処方くらいしか使わない」のだそうです．もちろん，それに加減を施すのでしょうが，豊富な知識よりも，いかに上手に治せるかということがはるかに大切なのだそうです．
> 　「漢方は学問ではなく術である」と仰る老先生もおられました．

いかと思っています（7.4.1〜7.4.14）．

7.4.1　芍薬甘草湯

　肝血の不足を補い，筋痙攣を解除する代表的処方です（**表7.2**）．筋肉の痙攣を伴う疼痛の緩和に用います．**四肢筋痛**，**腹痛**，**月経痛**，**緊張性頭痛**などのほか，**眼瞼痙攣**，**顔面痙攣**や**吃逆**（しゃっくり），**こむら返り（クランプ）**などにも使えます．**胆石**や**尿路結石**などの**疝痛発作**にもよく，**線維筋痛症**にも有効なことがあります．

　なお，各生薬は多様な作用をもちますが，処方の中で果たす役割というものがあります．たとえば，甘草は芍薬甘草湯の中では緩急止痛作用を果たしますが，**十全大補湯**の中では処方全体をまとめる調和薬性作用を期待されています（**図7.4**）．

関連処方

　実に多くの処方に含まれ，漢方処方の基本中の基本です．

表 7.2 芍薬甘草湯の組成と作用

生薬	主な漢方的作用
芍薬	**補肝血・柔肝止痛**[1] 肝血を補い，肝が主る筋の痙攣を抑えて止痛する．
甘草	**緩急止痛** 筋肉の痙攣を抑える．
全体	**舒筋緩急**

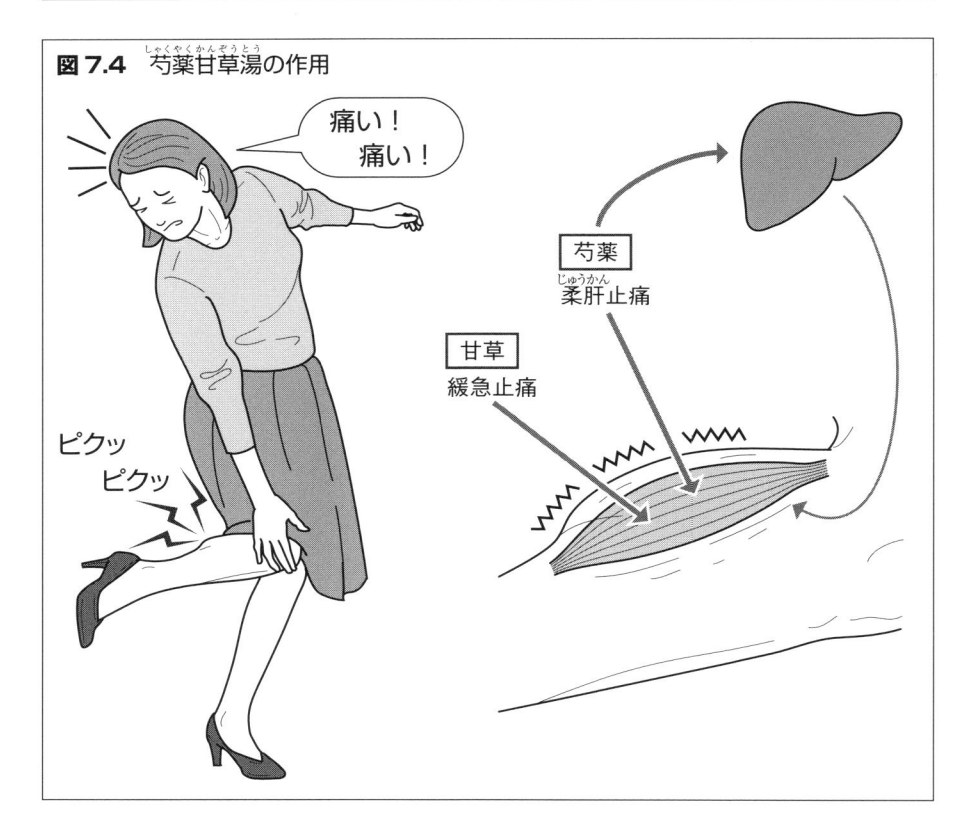

図 7.4 芍薬甘草湯の作用

---

1 このような表現は中医学独特なものです．日本漢方では用いませんが，簡潔明瞭だと思うので，本章ではこのまま表示しておきます．

7.4.2 五苓散(ごれいさん)

水毒を改善する代表的処方です（**表 7.3**）．**浮腫，下痢，口渇，嘔吐，嘔気，耳鳴り，片頭痛，めまい，排尿困難（尿量減少），蕁麻疹，妊娠悪阻，宿酔い，乗り物酔い**などを治療します．副作用を起こしにくく，安全に用いることのできる漢方処方の1つであり，**小児の嘔吐や下痢を伴う感冒**に用いても差し支えないでしょう．

めまいと嘔吐を来たす**メニエール症候群**にも効果があることがあります．**起立性低血圧症**とこれに伴う**立ちくらみ**にもよいことがあります．（**図 7.5**）

関連処方

苓桂朮甘湯(りょうけいじゅつかんとう)（茯苓・桂皮・白朮・甘草）はめまい，耳鳴り，**動悸**を鎮め，**パニック障害**の発作の治療にもよいものです．

茵蔯五苓散(いんちんごれいさん)（五苓散＋茵蔯蒿(いんちんこう)）は，かゆみを取る作用に優れ，とくに蕁麻疹の治療に向いた処方です．

猪苓湯(ちょれいとう)（五苓散＋阿膠・滑石(かっせき)－桂皮－白朮）は，**尿路結石**や**尿路感染症**

表 7.3 五苓散の組成と作用

生薬	主な漢方的作用
沢瀉(たくしゃ)	**利水滲湿・清熱**(しんしつ) 湿，痰飲，湿と熱が結合したものを尿から排出する．
茯苓(ぶくりょう)	**利水滲湿** 種々の原因でおこる水湿の停滞を解除する．
猪苓(ちょれい)	**利水滲湿** 湿，痰飲を尿から瀉する．
白朮(びゃくじゅつ)	**健脾益気・燥湿**(けんぴえっき) 補気して脾虚を改善する．脾虚のため運化されずに蓄積した水湿を乾かす．
桂皮	**通陽化気** 脾陽不足で溜まった痰湿を動かし，尿より除去する．
全体*	**利水滲湿・通陽化気**

図 7.5 五苓散の作用

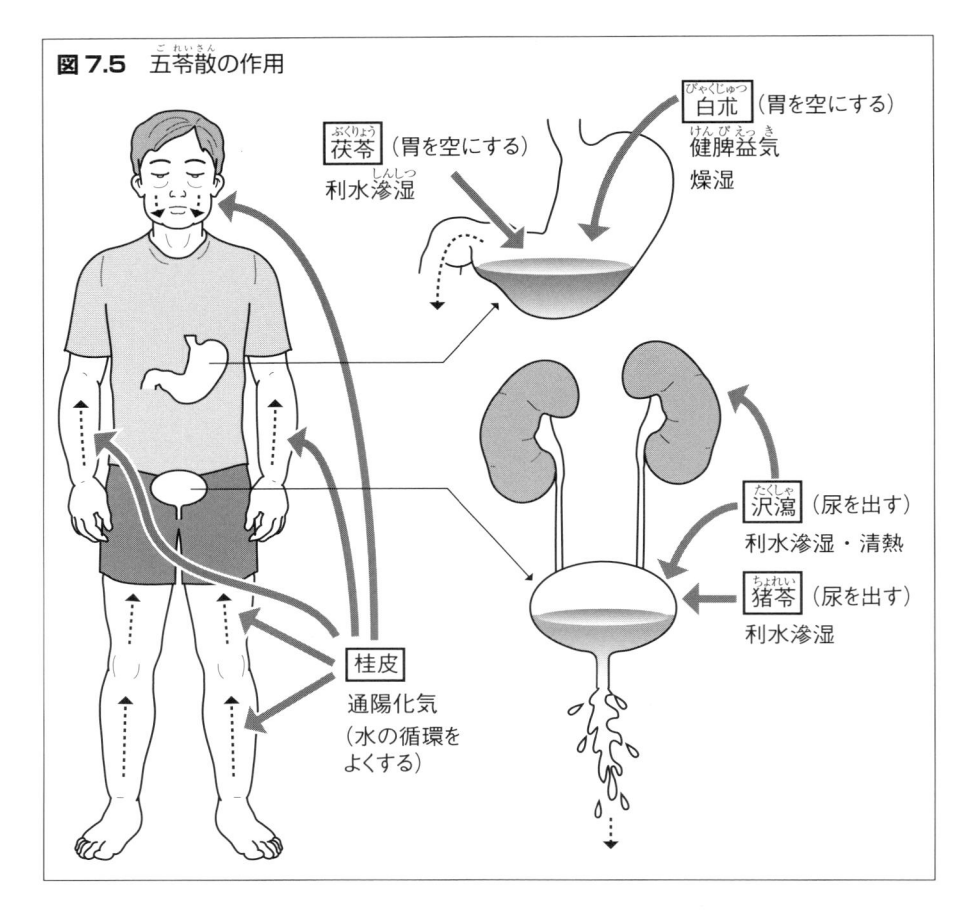

- 白朮（胃を空にする）健脾益気 燥湿
- 茯苓（胃を空にする）利水滲湿
- 沢瀉（尿を出す）利水滲湿・清熱
- 猪苓（尿を出す）利水滲湿
- 桂皮 通陽化気（水の循環をよくする）

などの治療に向いています．

四苓湯（五苓散−桂皮）は，五苓散から温める作用（桂皮）を取り除いた処方で，作用が若干落ちるために用いられることは少ないのですが，桂皮（シナモン）アレルギーの人にも用いることができます．

7.4.3 大承気湯

便秘を解消する代表的処方です（**表 7.4**）．**急性便秘**の基本処方です（**図 7.6**）．現在これだけで用いられることは少なく，むしろ他のさまざまな処方に組み込まれてはたらくことが多くなっています．

配合される大黄という生薬は，連用すると耐性を来たし，徐々に効果が

表 7.4 大承気湯の組成と作用

生薬	主な漢方的作用
大黄	**破積導滞・活血化瘀** 熱, 瘀血, 食積 (食滞) などを瀉下する.
芒硝	**清熱通便・潤燥軟堅** 胃〜三焦〜大腸の実熱を清まし, 腸燥による便秘を解消する.
厚朴	**降気除満** 気を押し下げ, 熱や湿滞, 気滞を解除する.
枳実	**破気消積・袪痰消痞** 気滞による腹満および腹痛を治す. また, 胃・大腸湿熱が停滞しておこる裏急後重, 便秘, 下痢を治す.
全体	**破積導滞・清熱通便**

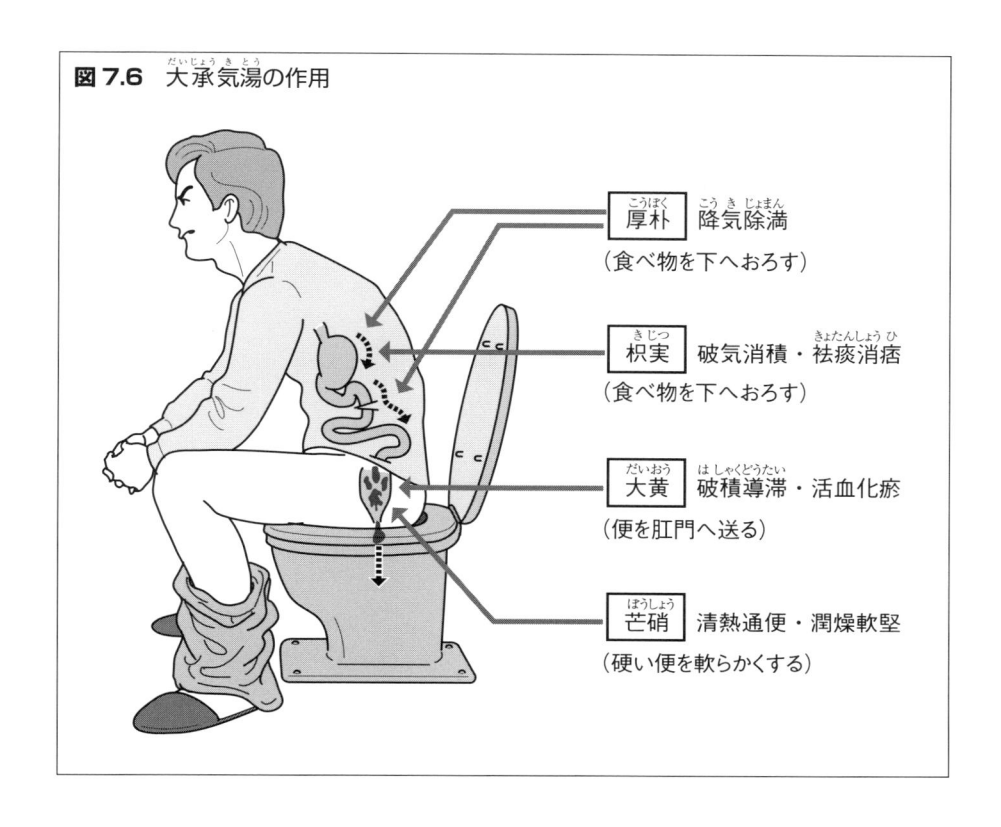

図 7.6 大承気湯の作用

厚朴　降気除満
（食べ物を下へおろす）

枳実　破気消積・袪痰消痞
（食べ物を下へおろす）

大黄　破積導滞・活血化瘀
（便を肛門へ送る）

芒硝　清熱通便・潤燥軟堅
（硬い便を軟らかくする）

落ちることがあるので，だらだらと用いるのではなく，必要最小限に止めなければなりません．

関連処方

麻子仁丸（大承気湯＋麻子仁・杏仁・芍薬−芒硝）は緩やかな下剤で，乾燥性の**常習性便秘**に用います．
大黄甘草湯（大黄・甘草）は**大承気湯**よりも瀉下作用が弱く，一般の**便秘**に用います．
調胃承気湯（大黄甘草湯＋芒硝）は**便秘**に用いるほか，胃内容の停滞による不快感にも用います．
桃核承気湯（調胃承気湯＋桃仁・桂皮）は，調胃承気湯の活血力を増したもので，活血化瘀剤になるので，次の桂枝茯苓丸で説明することにします．

7.4.4 桂枝茯苓丸

瘀血を解除する代表的処方です（**表7.5**）．**頭痛**，**めまい**，**目の疲れ**，**のぼせ**，**肩こり**，**打撲症**，**痔疾患**，**下肢静脈瘤**や**閉塞性動脈硬化症**などに効果があります．瘀血によっておこる疼痛の緩和によく，**月経痛**，**冷え症**によいものです．**更年期障害**による冷えのぼせやいらいらにもよく用いられます．また，**子宮筋腫**，**卵巣嚢腫**などによいことがあり，これらの縮小もときに認められます．**不妊症**の治療にも用いられます（**図7.7**）．

瘀血を解除する処方は便通をよくする作用（緩下作用・瀉下作用）をもつものが多く，便秘がない方には用いづらいのですが，桂枝茯苓丸には緩下作用がほとんどないので，この点でも非常に用いやすい処方です．

関連処方

桂枝茯苓丸加薏苡仁（桂枝茯苓丸＋薏苡仁）は，桂枝茯苓丸の浮腫を取る作用を強めたもので，**ざ瘡**などにもよく用いられます．
大黄牡丹皮湯（大黄・芒硝・桃仁・牡丹皮・冬瓜子）は桂枝茯苓丸の適応症がさらに強い場合，**便秘**が加わったような場合などに用いられます．古くは**虫垂炎**に用いられました．

表 7.5 桂枝茯苓丸の組成と作用

生薬	主な漢方的作用
桃仁	**活血破瘀** 活血化瘀作用が強く，各種瘀血を破り下す．
牡丹皮	**活血化瘀** 血瘀を解除する．
芍薬	**清熱涼血・活血止痛** 血熱を清まし，瘀血を除去する．
桂皮	**温経通絡・散寒止痛** 血中の寒の停滞を流し，若干の活血化瘀作用ももつ．
茯苓	**利水滲湿** 種々の原因でおこる水湿の停滞を解除する．
全体	**活血化瘀**

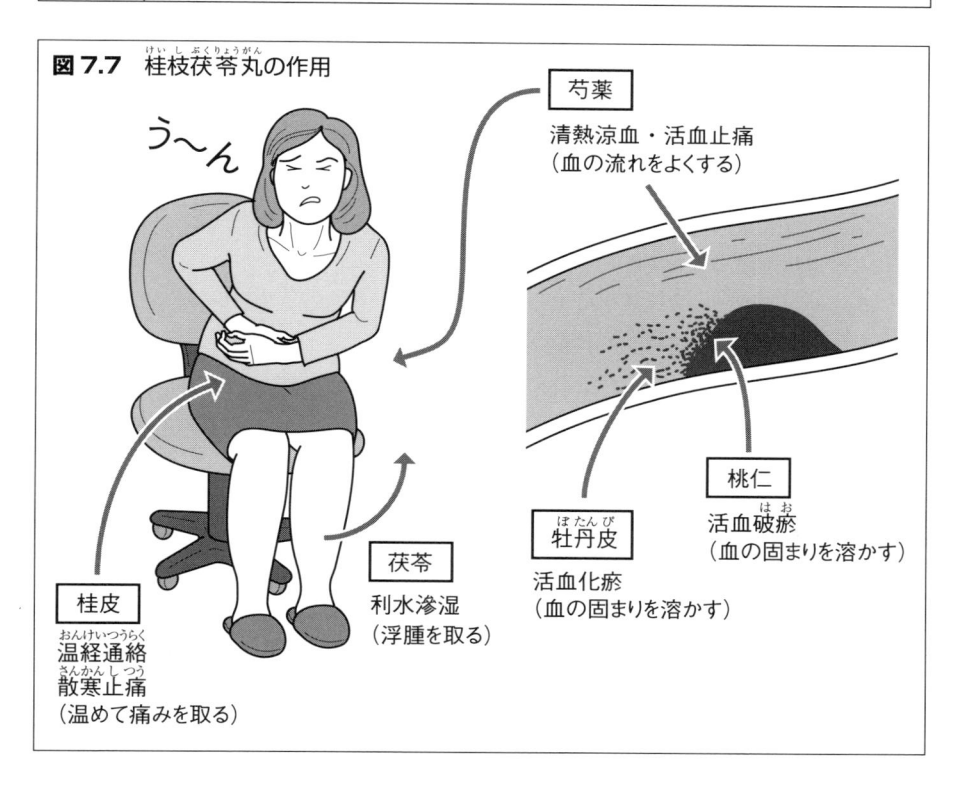

図 7.7 桂枝茯苓丸の作用

芍薬
清熱涼血・活血止痛
（血の流れをよくする）

桃仁
活血破瘀
（血の固まりを溶かす）

牡丹皮
活血化瘀
（血の固まりを溶かす）

茯苓
利水滲湿
（浮腫を取る）

桂皮
温経通絡
散寒止痛
（温めて痛みを取る）

桃核承気湯（調胃承気湯＋桃仁・桂皮）は，**便秘**のほか，桂枝茯苓丸の適応症に用いられ，とくに**精神症状**が強い場合に適しています．

7.4.5 黄連解毒湯

熱（血分）を冷ます代表的処方です（**表7.6**）．**吐血**，**喀血**など各種の出血によく，**脳出血**，**高血圧症**にも使うことがあります．**胃炎**，**口内炎**などの粘膜のびらん，**いらいら**，**不眠**などにも効果があります．各種**皮膚疾患**にも使われます（**図7.8**）．

関連処方

温清飲（黄連解毒湯＋四物湯）は，黄連解毒湯の清熱作用に四物湯の補

表 7.6 黄連解毒湯の組成と作用

生薬	主な漢方的作用
黄連	**清熱燥湿** 肝・心など中焦の熱を清まし，動悸や煩悶を治す．また，湿熱が心下に痞え，悪心や嘔吐を来たす場合によい． **瀉火解毒・涼血** 熱の上攻による口腔びらん，眼の炎症，鼻出血を治す．
黄芩	**清熱燥湿・瀉火解毒** 肺など上～中焦の熱を清まし，湿熱が心下に痞え，下痢や嘔吐を来たす場合によい．皮膚の湿熱にもよい．
黄柏	**清熱燥湿** 湿熱による黄疸，下痢，混濁尿を来たした場合によい． **瀉火解毒・清虚熱** 腎など下焦の熱を清ます．陰虚による熱を清ます．
山梔子	**清熱瀉火・涼血** 内外の熱を清まし，肝火上炎によるいらいら・不眠などの精神症状，眼や口腔内の炎症性疾患，血に熱が及んだ場合の出血などを治療する． **清熱利湿・解毒** 湿熱を膀胱より尿とともに排出する．黄疸や尿路の炎症も治療できる．
全体	**清熱瀉火解毒**

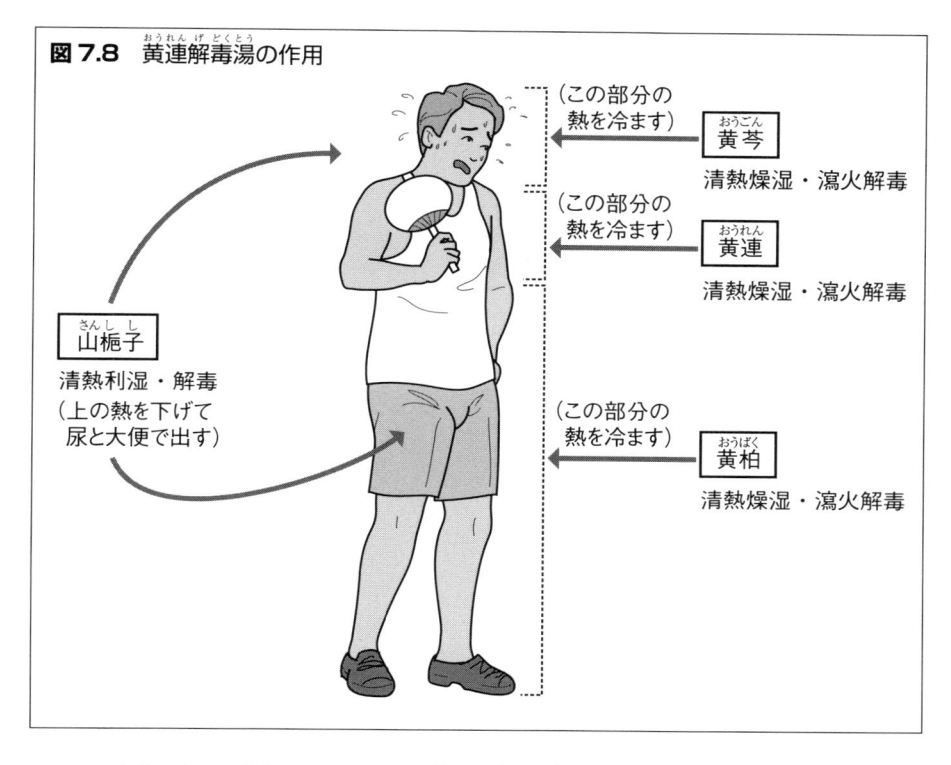

図 7.8 　黄連解毒湯（おうれんげどくとう）の作用

（この部分の熱を冷ます）　黄芩（おうごん）
清熱燥湿・瀉火解毒

（この部分の熱を冷ます）　黄連（おうれん）
清熱燥湿・瀉火解毒

（この部分の熱を冷ます）　黄柏（おうばく）
清熱燥湿・瀉火解毒

山梔子（さんしし）
清熱利湿・解毒
（上の熱を下げて尿と大便で出す）

血作用を加えたものです．四物湯（7.4.8）で述べることにします．

梔子柏皮湯（ししはくひとう）（黄柏・山梔子・甘草）は，黄連解毒湯を簡略化したような処方で，皮膚の**掻痒**，**ほてり**に用いられます．

三黄瀉心湯（さんおうしゃしんとう）（大黄・黄連・黄芩）は，**便秘**によく用いられます．

7.4.6 　人参湯（にんじんとう）

胃腸を温め，動きを改善し，痛みを除去する代表的処方です（**表 7.7**）．冷えると増強する諸症状によく用いられ，主に**下痢**に用いられます．また**胃炎**による**胃痛**や**下腹部痛**，**嘔気**，**食思不振**にも用いられ，冷えによる**便秘**や**頭痛**，**胸背部痛**にもよいことがあります．**血行障害**や**冷え症**などにも効果があります（**図 7.9**）．

関連処方

大建中湯（だいけんちゅうとう）（人参・乾姜・山椒・膠飴（こうい））は腸管の蠕動を改善するので**腸**

表 7.7 人参湯の組成と作用

生薬	主な漢方的作用
乾姜（かんきょう）	**温中散寒** 脾胃虚寒のための腹痛，下痢，嘔吐などに用いる． **回陽通脈** 陽虚による四肢の冷えに用いる．
人参	**大補元気**（たいほげんき） 補気に優れ，さまざまな気虚状態を改善する．
白朮	**健脾益気・燥湿** 補気し脾虚を治す．脾虚で運化されずに蓄積した水湿を抑え，浮腫，下痢，めまい，ふらつきなどを治す．
甘草	**補脾益気** 脾を補い気を増す．
全体	**温中散寒・補気健脾**

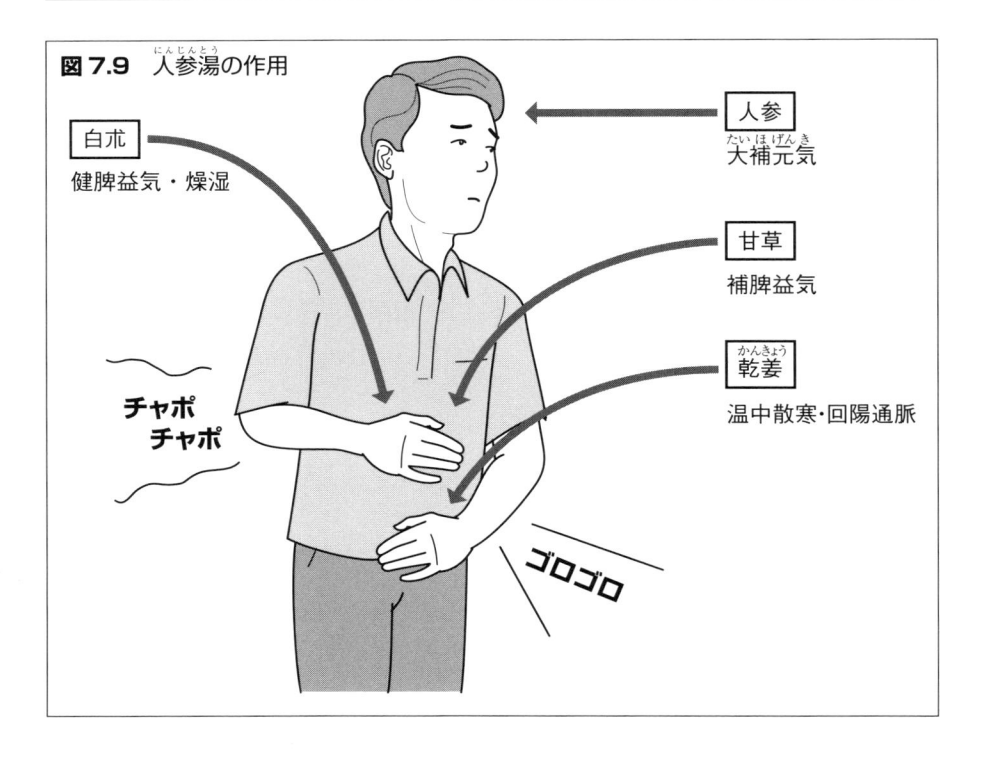

図 7.9 人参湯（にんじんとう）の作用

白朮　健脾益気・燥湿

人参　大補元気（たいほげんき）

甘草　補脾益気

乾姜（かんきょう）　温中散寒・回陽通脈

チャポチャポ

ゴロゴロ

閉塞によく用いられます．便秘にも下痢にも使えます．
　　桂枝人参湯（人参湯＋桂皮）は主に頭痛の治療に用いられます．
　　呉茱萸湯（呉茱萸・人参・生姜・大棗）も嘔吐を伴う頭痛によく用いられます．

7.4.7　四君子湯

　脾を整え，気を補う基本処方です（**表7.8**）．**消化不良症・食思不振・慢性胃炎**などの消化器症状の改善に用いられるほか，**易疲労感・倦怠感**などに用いられます．手術後の患者に使うと回復が早いものです．**うつ状態**や**慢性疲労症候群**などにも応用できます（**図7.10**）．

関連処方

　　六君子湯（四君子湯＋陳皮・半夏）は，とくに嘔気，胸焼け，胸の痞え

表7.8　四君子湯の組成と作用

生薬	主な漢方的作用
人参	**大補元気** 補気に優れ，さまざまな気虚状態を改善する．
茯苓	**補脾益気** 補気し，脾虚を改善する．
白朮	**健脾益気・燥湿** 補気し脾虚を治す．脾虚のため運化されず蓄積した水湿を乾かし，浮腫，下痢，めまい，ふらつきなどを治す．
甘草	**補脾益気** 脾を補い気を増す．
大棗	**補脾和胃・調和薬性** 脾胃を安定させ，食欲増進し消化を助ける．他の生薬の薬性を緩和し，脾胃を保護する．
生姜	**温胃化痰・止嘔** 胃寒のためにおこる嘔気・嘔吐を治療する．
全体	**補気健脾**

図 7.10 四君子湯の作用

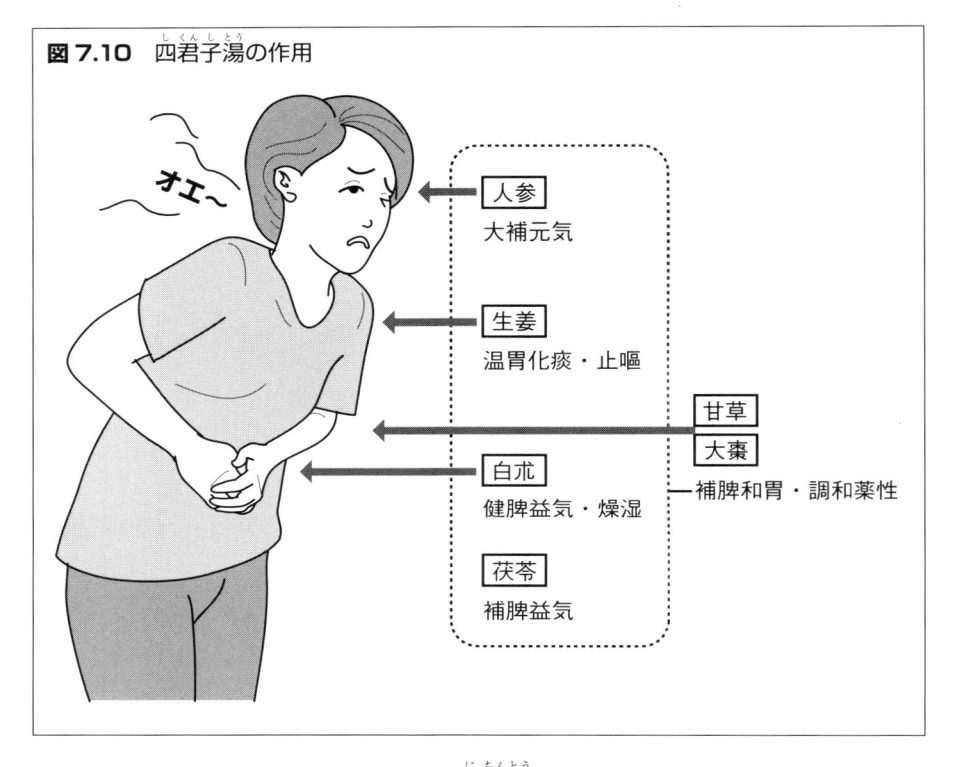

人参 — 大補元気
生姜 — 温胃化痰・止嘔
甘草
大棗 — 補脾和胃・調和薬性
白朮 — 健脾益気・燥湿
茯苓 — 補脾益気

感のあるものに向いています．**二陳湯**のところで述べます．

　補中益気湯（四君子湯＋黄耆・柴胡・升麻・陳皮・当帰－茯苓）は**内臓**（**胃**，**子宮**）**下垂**，**脱肛**などのほか，**低血圧症**，**血尿**，**尿失禁**，**下血**などの気の下陥（中気下陥）症状を治します．

　十全大補湯は，四君子湯に**四物湯**と桂皮・黄耆を加えたもので，次章で述べることにします．

7.4.8　四物湯

　補血の基本処方です（**表7.9**）．活血作用もあります．**貧血**（**鉄欠乏性貧血**），**冷え症**や手指の**しもやけ**などの**末梢循環障害**によく用いられます．また，**月経不順**，**月経痛**（**月経困難症**），**更年期障害**，産前産後・術後の**疲労回復**などに用いられます．また，**苔癬化**した**皮膚**，**痂皮**，**鱗屑**などに用いられます．

表 7.9 四物湯の組成と作用

生薬	主な漢方的作用
地黄	**滋陰補血** 補血作用がある.
芍薬	**補血斂陰** 補血作用に優れ,陰を引き締める.血虚全般に用いる.
当帰	**補血活血** 血虚を治療し,かつ気滞・血瘀を解除する.
川芎	**活血化瘀・行気** 活血化瘀薬の代表で,理気(行気)作用もあるので「血中の気薬」とよばれる.
全体	**補血活血**

血は漢方では眼と関連があるので,種々の眼科疾患にも頻用され,とくに**眼精疲労**,**ドライアイ**,**ぶどう膜炎**などに用いられます(**図 7.11**).

関連処方

十全大補湯(四君子湯+四物湯+桂皮・黄耆)は補気の基本・**四君子湯**と,補血の基本・四物湯からなり,気血両虚に用います.

芎帰膠艾湯(地黄・芍薬・当帰・川芎・阿膠・艾葉・甘草)は**痔**や下部消化管からの**出血**に適しています.

温清飲(四物湯+黄連解毒湯)は,血虚+血熱が同時に存在する場合によく,**皮膚瘙痒**,**精神不安**などの治療に用います.

当帰芍薬散(四物湯+沢瀉・茯苓・白朮−地黄)は,**浮腫**を伴う**冷え症**や**不妊症**,**頭痛**などさまざまな疾患・病態に用いられます.

漢方医学コラム 単位処方

処方の中には10〜20種類もの生薬からなるものもあります.いわゆる複雑な処方ですが,よく見ると黄連解毒湯,四君子湯,四物湯などの簡単な処方を基本骨格とし,それにいくつか生薬を加えたものであったり,それらの簡単な処方同士を組み合わせたものであったりする場合が非常に多いのです.だから,基本処方の構成とその働きとをしっかり理解しておく必要があるのです.

図 7.11 四物湯の作用

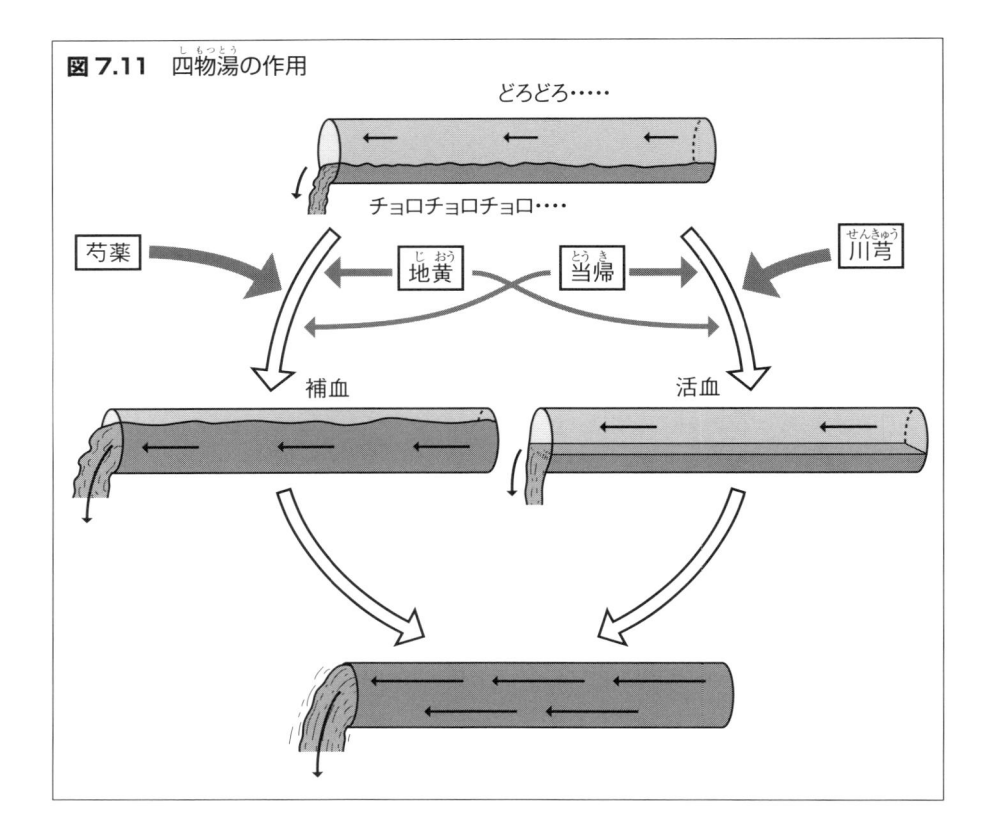

7.4.9 二陳湯

痰を除去する代表的処方です（**表 7.10**）．二陳湯は，**胃部の不快感**や**嘔気**の緩和，**止嘔**に用いられます．**妊娠悪阻**にも用います．消化管以外にも**めまい・動悸・頭痛**（拍動性）などの緩和にも用いられます（**図 7.12**）．

関連処方

六君子湯（人参・茯苓・白朮・陳皮・半夏・大棗・生姜・甘草）は，**四君子湯**（7.4.7）で触れたので省略します．
半夏厚朴湯（半夏・厚朴・茯苓・生姜・蘇葉）は，**咽喉部異物感**，痞え感に効果があります．

表 7.10 二陳湯の組成と作用

生薬	主な漢方的作用
半夏	**燥湿化痰**（けたん） 身体各所で痰を除去し，痰の発生を抑える．痰による頭痛，めまい，片麻痺ほか中枢神経症状，湿痰・熱痰による咳嗽，痰，動悸などに幅広く使える．
陳皮	**理気化痰** 理気（行気）薬の代表で，気滞を解除する．主に脾胃のはたらきを鼓舞し，燥湿化痰し，咳嗽や痰を鎮める．
茯苓	**利水滲湿・補脾益気** 種々の原因でおこる水湿の停滞を解除する．
生姜	**温胃化痰・止嘔** 肺にも作用して寒痰を取り除く．
甘草	**調和薬性** 他の生薬の作用および毒性を緩和する． **補脾和胃** 脾を補い気を増す．
全体	**燥湿化痰・理気止嘔**

釣藤散（ちょうとうさん）（釣藤鈎（ちょうとうこう）・菊花（きっか）・防風（ぼうふう）・半夏・陳皮（橘皮）（きっぴ）・石膏・麦門冬（ばくもんどう）・人参・茯苓・生姜・甘草）は，**頭痛**や**めまい**，**抑うつ**，**精神不安**などの改善に用いられます．

漢方医学コラム　処方の名称（1）−生薬の名前と効果を謳うもの

　芍薬甘草湯，桂枝茯苓丸，桂枝湯，麻黄湯などは構成生薬の名称を用いています．四物湯，六味丸はそれぞれ4つ，6つの生薬が入っています．
　五苓散は，猪苓，茯苓など水をさばく薬（苓）が5つ入っているという意味です．大承気湯は，気を下ろす（承）作用が強い（大）処方，四君子湯は君薬が4つ入っている処方という意味です．黄連解毒湯は，黄連を主薬とする，火毒を解除する処方という意味です．
　二陳湯とは，これに含まれる陳皮・半夏の2つは古いもの（陳）のほうが高い効果をもつのでこう名づけられています．面白いですね．

図7.12 二陳湯の作用

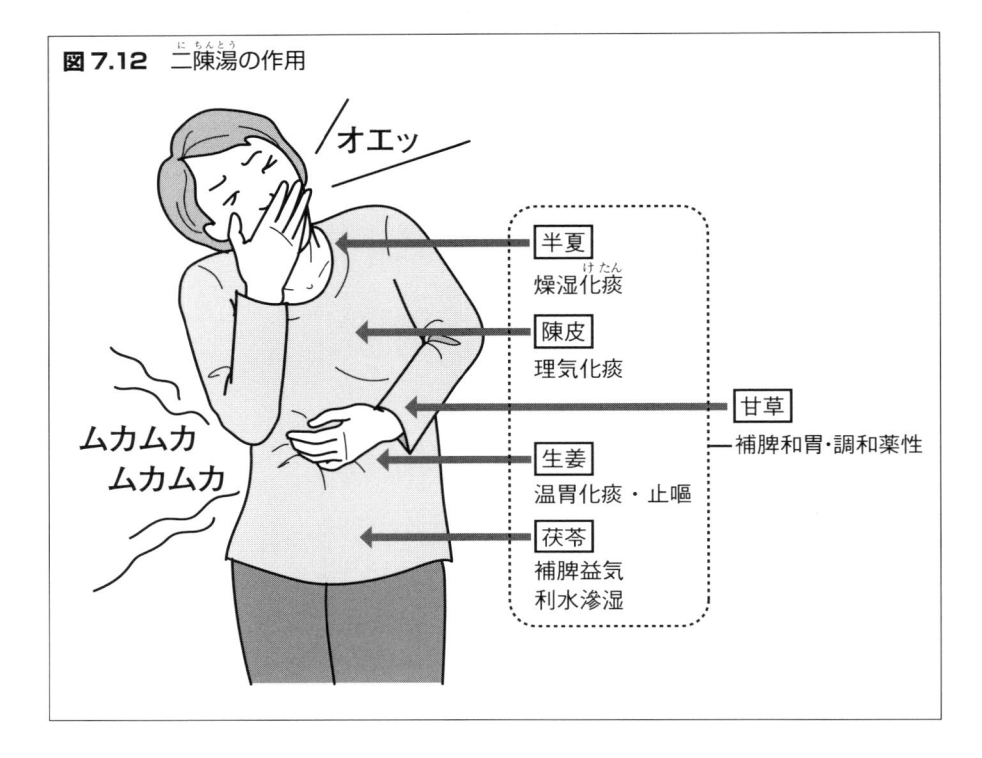

- 半夏：燥湿化痰
- 陳皮：理気化痰
- 甘草：補脾和胃・調和薬性
- 生姜：温胃化痰・止嘔
- 茯苓：補脾益気・利水滲湿

7.4.10 白虎加人参湯

　熱（気分）を冷まし津液を生む，陽明病に用いる代表的処方です（**表7.11**）．**口渇**や，身体の**ほてり**を治療します．**シェーグレン症候群**などの**口腔乾燥症**，**薬剤性口渇**，**糖尿病性の口渇**にも適しています．**皮膚瘙痒・皮膚炎・紅斑**や**紅皮症**の改善にもよく用いられます（**図7.13**）．

関連処方

　消風散（地黄・当帰・胡麻・防風・荊芥・牛蒡子・蝉退・石膏・知母・苦参・甘草・蒼朮・木通）は**蕁麻疹**や湿潤性の**皮膚炎**などによく用いられます．

　辛夷清肺湯（辛夷・升麻・枇杷葉・麦門冬・百合・知母・石膏・黄芩・山梔子）は，**鼻炎**，**副鼻腔炎**，**鼻ポリープ**などの治療に用いられます．

表7.11 白虎加人参湯の組成と作用

生薬	主な漢方的作用
石膏	**清熱** 肺熱, 胃熱を清ます. 胃熱が顔面に達するものや, 皮膚に到達するものも清ます. **生津** 津液を生む.
知母	**清熱瀉火** 肺熱, 胃熱, 腎陰虚による虚熱を清ます. **生津・滋陰潤燥** 肺・腎・胃の陰津損傷を防ぎ, これを補う.
粳米	**補気生津止渇** 津液を生むことで口渇を止める.
人参	**固表止汗・生津止渇作用** 津液を生み, 守り補う.
甘草	**調和薬性** 他の生薬の作用および毒性を緩和する. **補脾益気** 脾を補い気を増す.
全体	**清熱生津・補気**

麦門冬湯(麦門冬・半夏・人参・大棗・甘草・粳米)は**乾燥性欬嗽**によく, **シェーグレン症候群**などの**口腔乾燥感**にも用いられます.

> **漢方医学コラム** 処方の名称(2)−伝説の"守護神"を謳うもの
>
> 白虎加人参湯は, 乾燥した西方でおこる肺の病を白い石膏が潤して治すので, 中国の西の守護神「白虎」に準えて命名されました. 五行で西−燥−肺−白はすべて「金」でした(**表2.2, 2.5**). 同様に, 「木」(東−風−肝)の病は, 青い麻黄を主薬とし東の守護神「青龍」の名を冠した**大青竜湯**が, 「火」(南−暑−心)の病は, 赤い大棗を主薬とし南の守護神「朱雀」(朱=赤)の名を冠した**十棗湯**が, 「水」(北−寒−腎)の病は, 黒い附子を主薬とし北の守護神「玄武」(玄=黒)にあやかった玄武湯(真武湯)が, それぞれ治すのです(ちなみに, 「土」は中心部を指します).

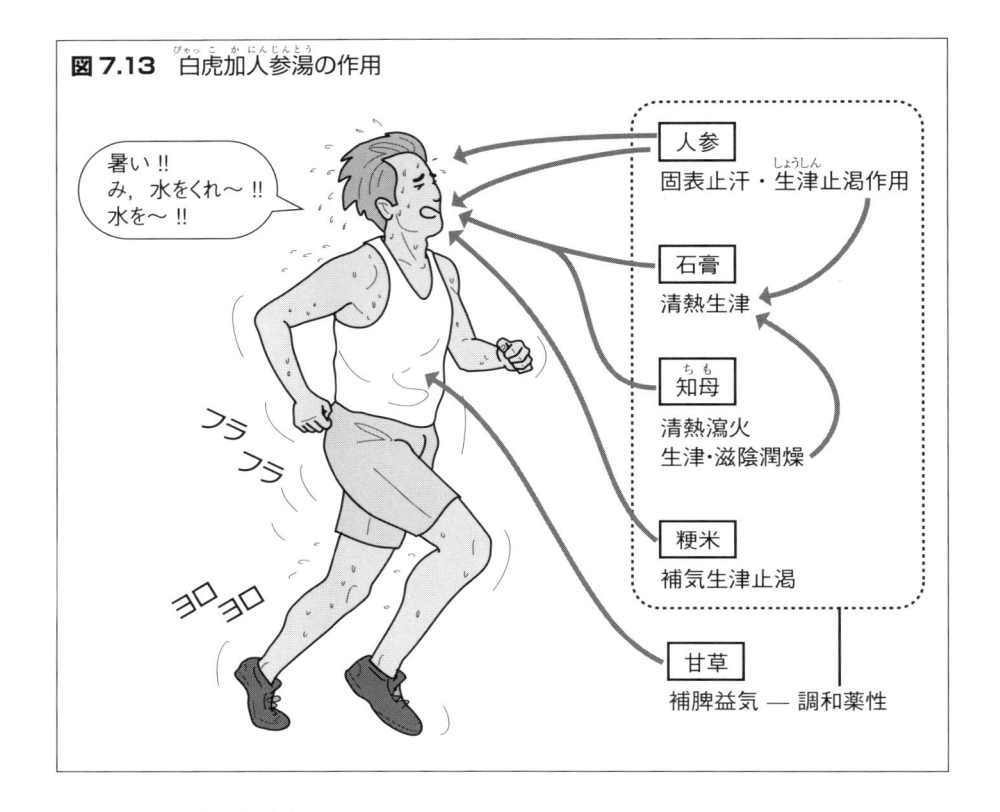

図 7.13 白虎加人参湯（びゃっこかにんじんとう）の作用

暑い!!
み，水をくれ〜!!
水を〜!!

人参
固表止汗・生津（しょうしん）止渇作用

石膏
清熱生津

知母（ちも）
清熱瀉火
生津・滋陰潤燥

粳米
補気生津止渇

甘草
補脾益気 ─ 調和薬性

7.4.11 桂枝湯（けいしとう）

　表寒証（太陽病 中風（ちゅうふう）証）に用いる代表的処方です（**表 7.12**）．体力が衰えたときの**感冒**の初期症状で，悪寒がし，汗が出て，**頭痛**がするものに用います．調和営衛作用があり，感冒以外でも，**神経痛・関節痛・筋肉痛**の緩和などに用います（**図 7.14**）．

関連処方

　桂枝湯は「群方の祖」ともいわれ，その「子孫」は多いものです．
　葛根湯（桂枝湯＋麻黄・葛根）は，感冒で汗が出ず，とくに項背がこわばる場合に用いるので，応用として**肩こり**にも使われます．
　桂枝加芍薬湯（桂枝湯＋芍薬増量）が**下痢**や**腹痛**に適しています．一方，

表7.12 桂枝湯の組成と作用

生薬	主な漢方的作用
桂皮	**発汗解表** とくに麻黄とともに配合されることにより，発汗作用を発揮する．
芍薬	**補血斂陰** 白芍は補血作用に優れ，血虚全般に用いる． **柔肝止痛** 肝血（陰）を補い，筋の痙攣を抑えて止痛する．
生姜	**散寒解表** 表寒証を発汗させて治療する．
大棗	**補脾和胃** 脾胃を安定させ，食欲増進し消化を助ける． **調和薬性** 他の生薬の薬性を緩和し，脾胃を保護する．
甘草	**調和薬性** 他の生薬の作用および毒性を緩和する．
全体	**発汗解表・調和営衛**[2]

桂枝加芍薬大黄湯（桂枝湯＋大黄）が**便秘**に効果があります．どちらも現代風にいえば**過敏性腸症候群**です．
　桂枝加朮附湯（桂枝湯＋蒼朮・附子）は**神経痛・関節痛**などに用います．名前からは想像できませんが，**小建中湯**は桂枝加芍薬湯に膠飴を加えたもので，より虚した場合や小児の下痢，腹痛に用いられますし，もっと虚している場合にはさらに黄耆を加えた**黄耆建中湯**が，女性の腹痛などには当帰を加えた**当帰建中湯**などがよく用いられます．さらに，桂枝湯に当帰・呉茱萸・細辛・木通といった温める生薬を加えた**当帰四逆加呉茱萸生姜湯**も，末梢循環不全などによく用いられます．

---

[2] 表で外邪を防ぐ肺気（衛気：気の防衛作用）と，内側で身体の各所を栄養する営気（栄養作用）のバランスをとり，外邪の侵入を発汗により撃退する（主に桂皮による）とともに，発汗しすぎて陰を損傷したためにおこる痙攣を抑える（主に芍薬による）こと．

図 7.14 桂枝湯の作用

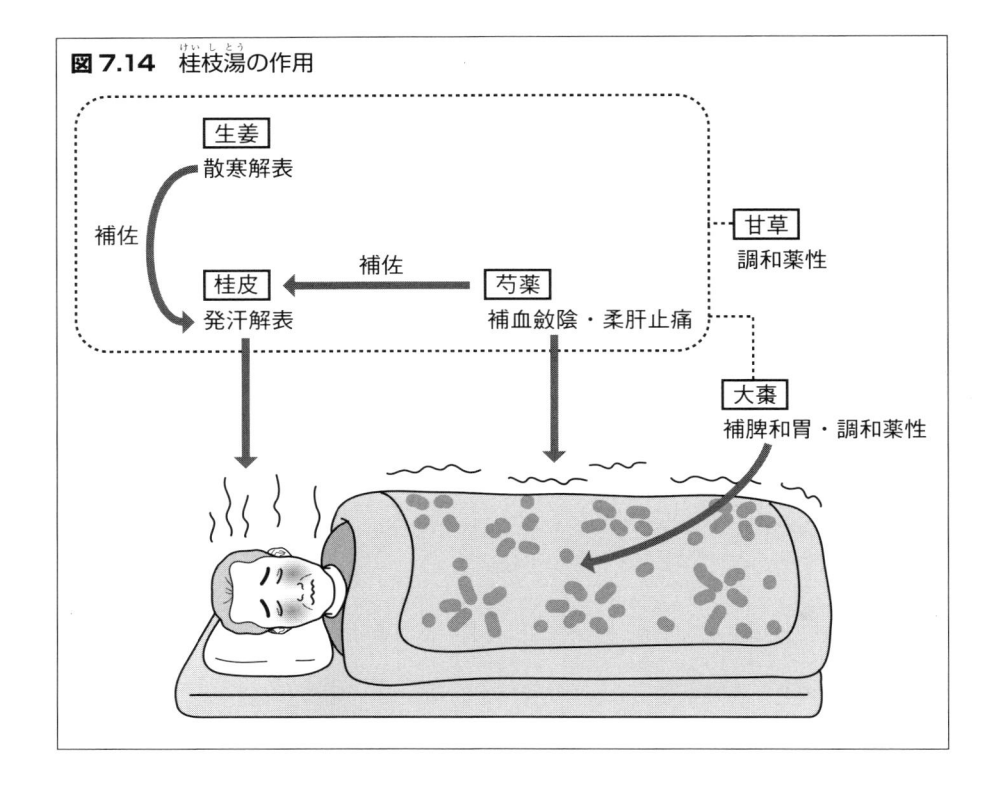

7.4.12 麻黄湯

表寒証（太陽病傷寒証）に用いる代表的処方です（**表 7.13**）．麻黄湯は，**感冒**，**気管支炎**で悪寒，発熱，頭痛，腰痛などがあるもので，まだ汗の出ていないものに用います．**インフルエンザ**の治療にも用いられ，その効果の高さがときとして注目を集めている漢方薬です（**図 7.2**）．

関連処方

麻黄附子細辛湯（麻黄・附子・細辛）は**感冒**に用いられ，とくに悪寒・発熱がはっきりせず，倦怠感が強いものに適しています．

小青竜湯（麻黄・桂皮・甘草・細辛・乾姜・半夏・五味子・芍薬）が**アレルギー性鼻炎**などで水様性鼻汁が出る場合によく用いられます．**気管支喘息**にも保険適応があります．

越婢加朮湯（麻黄・石膏・白朮・大棗・生姜・甘草）は**全身浮腫**，**関節痛**（**変形性膝関節症**など）に用いられます．皮膚の**湿疹**にもよく用いられます．

表 7.13 麻黄湯の組成と作用

生薬	主な作用
麻黄	**発汗解表** 風寒邪の外感時に発汗させる． **宣肺止咳・平喘** 肺気の宣発をよくし，肺熱を治し，寒飲（寒痰）を化す．
桂皮	**発汗解表** 麻黄とともに配合されることで，発汗作用を発揮する．
杏仁	**平喘止咳** 肺の風寒湿邪，および痰を散じ，喘鳴を鎮め咳を止める．
甘草	**調和薬性** さまざまな処方に組み込まれ，他の生薬の作用および毒性を緩和する．
全体	**発汗解表・平喘止咳**

7.4.13　小柴胡湯

少陽病に用いる代表的処方です（**表 7.14**）．**感冒**とくに往来寒熱がする場合に効果があります．**気管支炎**や**気管支喘息**，長引く**咳**の改善にも効果があります．小柴胡湯には免疫調整作用があり，**扁桃炎**や**中耳炎**などにも効果が高いものです．**慢性肝炎**にはこの点で有効なのでしょう．**間質性肺炎**の治療にも用いることがあります（**図 7.15**）．

関連処方

桂枝湯との合方である**柴胡桂枝湯**には和解少陽・解表作用があります．まだ表証も残っている場合（少陽病＋太陽病）にこれを投与します．
大柴胡湯（柴胡・黄芩・大黄・枳実・芍薬・半夏・大棗・生姜）は，小柴胡湯証＋**便秘**を来たすものに適しています．
柴胡加竜骨牡蠣湯（柴胡・黄芩・大黄・桂皮・茯苓・竜骨・牡蠣・人

参・半夏・大棗・生姜）は小柴胡湯証+**焦燥感**や**不眠**に適しています．
　加味逍遥散（当帰・芍薬・茯苓・白朮・生姜・甘草・柴胡・薄荷・山梔子・牡丹皮）は，**胃炎**や**下痢**，**胃無酸症**や**過敏性腸症候群**などのほか，疏肝解鬱作用，活血作用もあるので，**不眠**・**不安**などの精神疾患のほか，**月経不順**などの婦人科疾患にも適しています．

表 7.14　小柴胡湯の組成と作用

生薬	主な漢方的作用
柴胡	**解表泄熱** 太陽証および少陽証を解除する．
黄芩	**清熱燥湿・瀉火解毒** 肺など上〜中焦の熱を清ます．熱+湿がみぞおちに痞え，下痢や嘔吐を来たす場合によい．
人参	**大補元気** 補気に優れ，さまざまな気虚状態を改善する．固表止汗作用や生津止渇作用もあり，津液を守り補う．
半夏	**降逆止嘔** 下向きの理気作用をもち，嘔吐・嘔気を抑える．
生姜	**化痰・止嘔** 肺に作用して痰を取り除く．また嘔気・嘔吐を治す． **散寒解表** 表寒証を発汗させて治療する．
大棗	**補脾和胃・調和薬性** 脾胃を安定させ，消化を助ける．他の生薬の薬性を緩和する．
甘草	**調和薬性** 他の生薬の作用および毒性を緩和する．
全体*	**和解少陽**

図7.15 小柴胡湯の作用

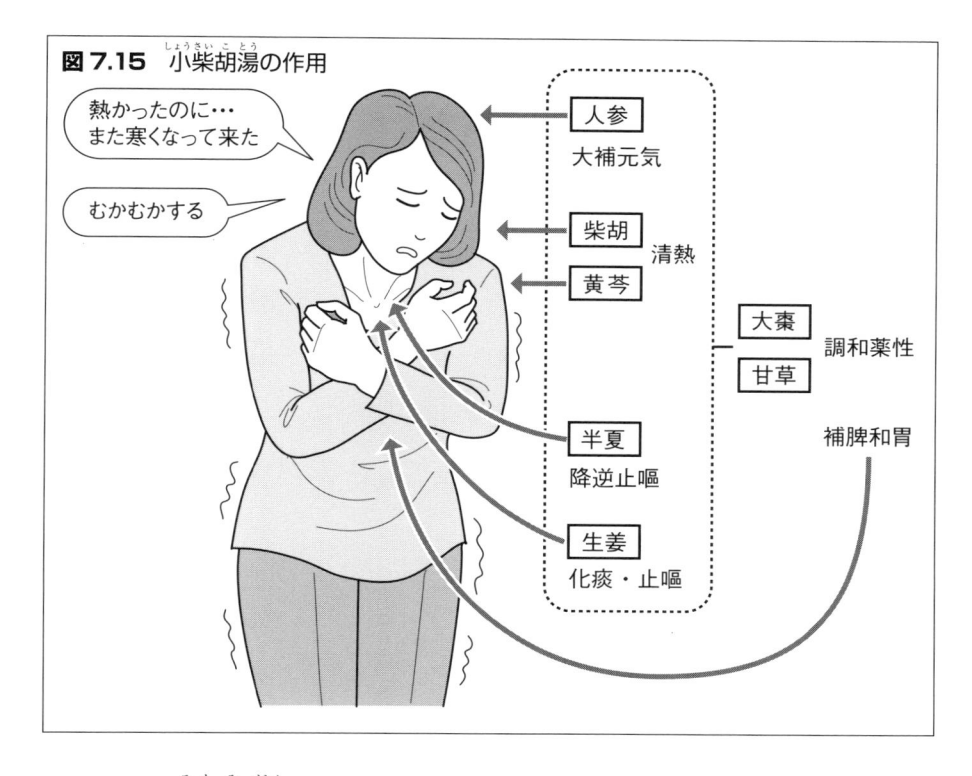

「熱かったのに…また寒くなって来た」
「むかむかする」

- 人参：大補元気
- 柴胡／黄芩：清熱
- 大棗／甘草：調和薬性
- 半夏：降逆止嘔
- 生姜：化痰・止嘔
- 補脾和胃

7.4.14　六味丸

　陰の不足により陽が浮上するのを治す代表的処方です（**表7.15**）．**排尿困難，頻尿，失禁，夜間尿，高血圧，ほてり・盗汗（寝汗），かゆみ**などのほか，**不妊症，遺精**，小児の**夜尿症，成長障害**などにも用います．また，腎の衰えは腎虚であるので，**認知症，動脈硬化，腰痛，白内障，緑内障，視神経萎縮，黄斑変性**などにも効果があります．

　「腎は耳に開竅する」ため，**耳鳴・聴力低下・めまい**の治療にも用いられます（**図7.16**）．

　ただし，六味丸は陽の浮上を抑える力が若干弱いため，これを強化する目的で**黄連解毒湯**や**梔子柏皮湯，桃核承気湯**などを併用することがしばしばあります．

表 7.15 六味丸の組成と作用

生薬	主な漢方的作用
地黄	**滋陰生津** 血熱を清まし，津液を生む．腎陰不足を補う．
山茱萸	**補腎・養肝** 同源のため一緒に病みやすい肝・腎を同時に補う． **渋精・斂汗** 血・津液の漏出を治す．
山薬	**養脾肺腎** 先天の本（腎）と後天の本（脾）を同時に補益する． **補腎固精** 腎気・腎精を補い，漏れでないよう保守する．
沢瀉	**利水滲湿・清熱** 湿の停滞を尿より除去する．湿熱も清ます．
牡丹皮	**清熱涼血** 血熱を清ます．陰虚火旺による虚熱も清ます． **活血化瘀** 血瘀を解除する．
茯苓	**利水滲湿** 種々の原因でおこる水湿の停滞を解除する． **健脾益気** 補気し，脾虚を改善する．
全体	**滋陰補腎・清虚熱**

🟥関連処方🟥

　八味地黄丸（六味丸＋桂皮・附子）が使われることが多いです．**脊柱管狭窄症**にも用いられます．
　牛車腎気丸（八味地黄丸＋牛膝・車前子）は**腰痛，膝関節痛，坐骨神経痛，慢性腎臓病，前立腺肥大，糖尿病性神経障害，骨粗鬆症**などの治療によく用いられます．
　三物黄芩湯（地黄・黄芩・苦参）は滋陰涼血・清熱燥湿の方剤です．**ほてり・盗汗**などのほか，**湿疹**に多用されます．

図7.16 六味丸の作用

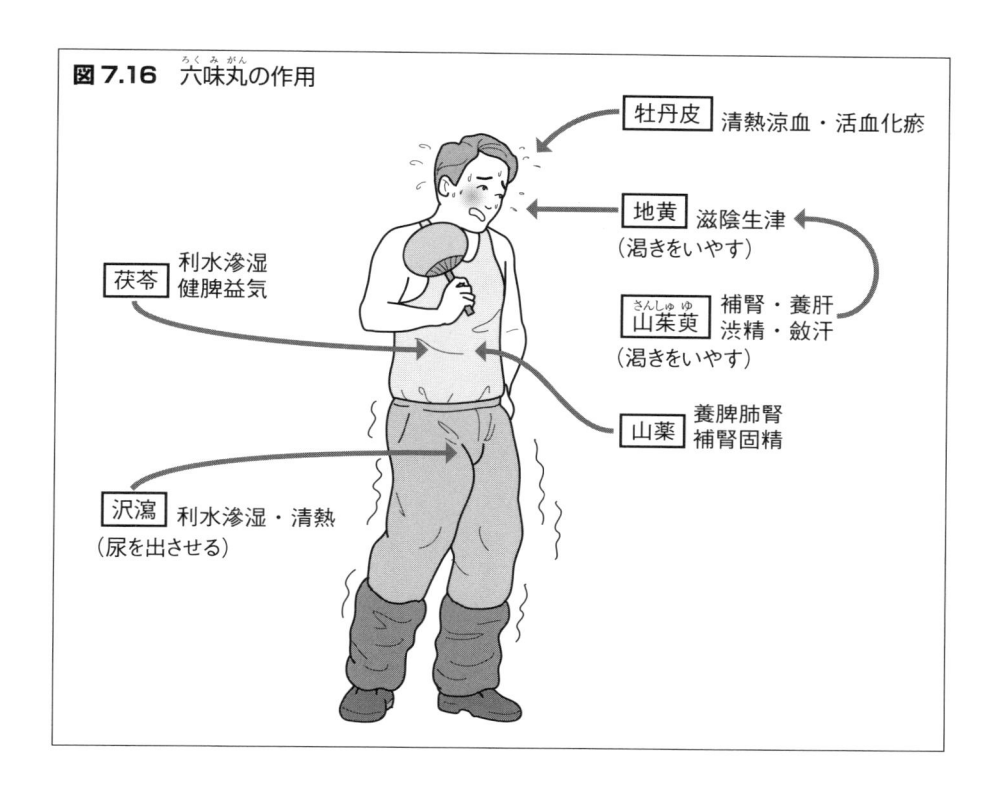

- 牡丹皮 — 清熱涼血・活血化瘀
- 地黄 — 滋陰生津（渇きをいやす）
- 山茱萸（さんしゅゆ） — 補腎・養肝 渋精・斂汗（渇きをいやす）
- 山薬 — 養脾肺腎 補腎固精
- 茯苓 — 利水滲湿 健脾益気
- 沢瀉 — 利水滲湿・清熱（尿を出させる）

7.5 いろいろな剤形について

7.5.1 湯液（とうえき）

漢方薬は煎じ薬（**湯液**）として服用することが最も多かったのです．これは生薬を水に入れて加熱し煮詰めてつくるものです．滓を除いたものを内服します．○○湯（とう）という名の付いたものはこれです（**図7.17**）．

7.5.2 散剤

生薬を挽いて粉末にしたもので，○○散という名前のものがこれです．水～白湯で服用します．湯液に比べて効き方が速く，鋭いです．

図 7.17 漢方薬のいろいろなタイプ（剤形）

7.5.3 丸剤（がん）

　生薬を挽いて粉末にし，水や蜂蜜などで練って球状にしたもので，○○丸という名前の付いたものがこれです．水～白湯で服用します．湯液に比べて効き方が緩徐です．

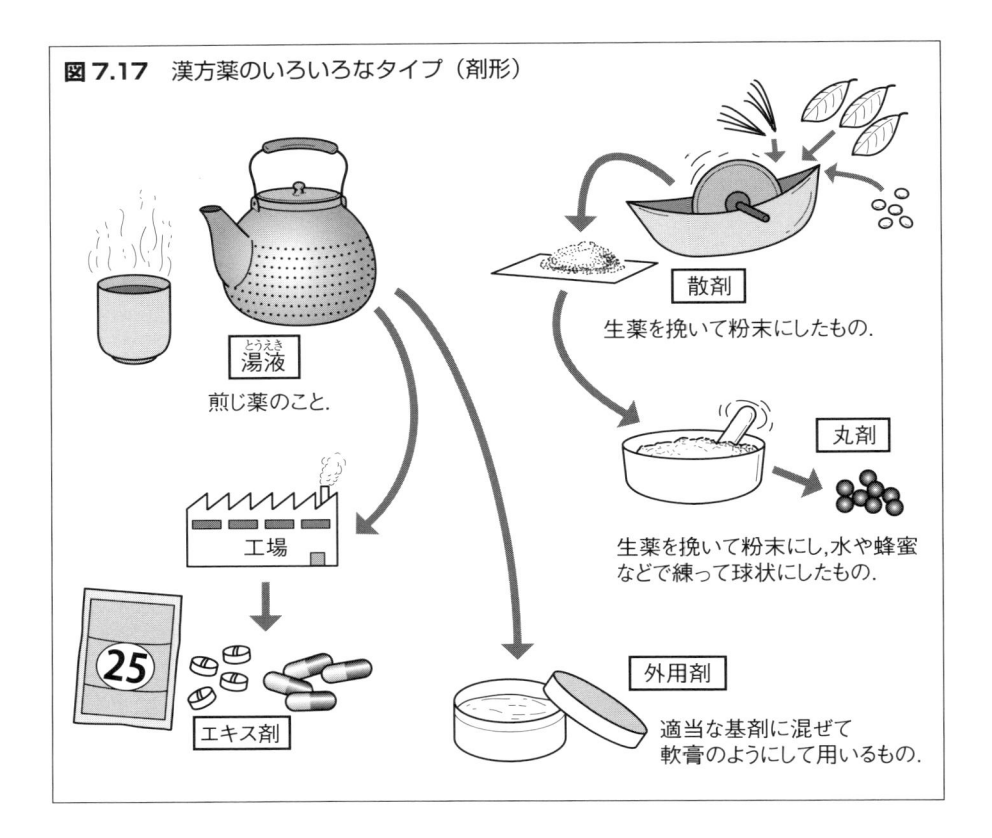

7.5.4 エキス剤（extract）

　まず煎じ薬をつくり，その水分をとばして固形にしたものを賦形剤（デンプンや乳糖）に付着させ，顆粒や細粒にしたものが多いのですが，カプセルに詰めたもの，錠剤にしたものもあります．湯液，散剤，丸剤よりも効果は落ちますが，成分が安定しており，携帯に便利で飲みやすいので，一般の漢方診療で一番多く用いられる剤形です．

7.5.5 外用剤

　生薬を水に入れて加熱・濃縮した液を，適当な基剤に混ぜて軟膏のようにして用いるものです．現在は**紫雲膏**(しうんこう)以外，あまり用いられません．

7.6　漢方薬の副作用

　一般に薬はすべてなんらかの副作用を示します．漢方薬も同じで，漢方薬に副作用がないというのは誤りです．

7.6.1　甘草によるもの

①偽性アルドステロン症

　甘草を多量に摂取すると，主成分のグリチルリチンがコルチゾールの代謝を阻害します．過剰になったコルチゾールがアルドステロン受容体にも結合し，アルドステロン過剰症状である**高 Na^+ 血症**，**低 K^+ 血症**，**浮腫**，**高血圧症**などが見られます．

　甘草を含有する漢方薬の投与中は，浮腫，体重増加，血圧上昇などの出

> **漢方医学コラム　浮腫＝甘草摂取過多とは限らない**
>
> 　漢方薬に詳しい患者さんも増えてきています．先日，こんなやりとりがありました．
> 患「先生,今度の漢方薬でこんなに浮腫みました！　血圧も上がりました！」
> 私「そうですか．何故でしょうね…」
> 患「偽性アルドステロン症でしょう？」
> 私「えっ？　…違うと思いますよ」
> 患「だって甘草が２ｇも入っていますよ！　私は敏感ですからわかるんです！　前の薬では何ともなかったから，前の薬に戻してください！」
> 私「でも，前の薬には甘草が３ｇも入っていますよ」
> 患「えっ？　…」

現に注意します．甘草は医療用漢方製剤の7割近くに含まれるため，比較的よくおこるものです．

② ミオパチー

甘草による低K^+血症が原因です．**脱力感**，**筋力低下**，**筋肉痛**，**痙攣**などの症状を来たします．

③ うっ血性心不全・心室細動・心室頻拍

これも甘草による低K^+血症が原因です．**動悸**，**息切れ**，**疲労感**，**めまい**や**失神**などの心不全症状があり，ときに致命的です．

これらの副作用は，必ずしも甘草の摂取量に比例しておこるわけではなく，個人差が大きいのですが，一応3.5g/日を目安とします．

また，利尿剤（ループ系利尿剤，サイアザイド系利尿剤）を併用すると，上記の副作用が現れやすくなります．

7.6.2　薬剤性間質性肺炎

小柴胡湯などの投与開始後1週間〜半年以上の時点で**発熱**，**乾性咳**，**呼吸困難**などの感冒様症状を伴う間質性肺炎がおこることがあります．インターフェロン製剤との併用でおこりやすく，特異体質によるものと考えられ，どの漢方薬でもおこりうるものです．

7.6.3　肝機能障害

倦怠感，**黄疸**などを来たします．40種類ほどの漢方薬で報告されていますが，すべての漢方薬がおこしうるものです．

7.6.4　交感神経の過剰刺激

麻黄はエフェドリンを含み，多量の服用で**不眠**，**発汗**，**頻脈**，**動悸**，**全身の脱力感**，**精神の興奮**など交感神経興奮状態を来たします．また，エフェドリン含有製剤，モノアミン酸化酵素阻害剤，甲状腺製剤，カテコールアミン製剤，エピネフリン，キサンチン系製剤など交感神経刺激作用をもつ薬剤と相乗作用があるので要注意です．

7.6.5　妊産婦や授乳中の婦人におこる副作用

漢方薬は妊娠中にも安全に服用できると思われがちですが，安全性は確

立しておらず，利益が損失を上回らない限り投与は避けるべきです．

大黄，芒硝，牡丹皮，桃仁，牛膝などを含むものは**流早産の危険**があります．また，授乳中の婦人が大黄を服用すると，大黄中のアントラキノン誘導体が母乳に移行し，**乳児が下痢**することがあります．

7.6.6 乳糖不耐症（乳糖による下痢症）

エキス製剤化過程で用いる賦形剤に乳糖が用いられたものを服用すると，**腹部膨満**や**下痢**を来たす患者がいます．問診により本症を疑う場合は服用を中止し，乳糖を用いていないものに変更するべきです．

7.6.7 消化器系症状

地黄，石膏，麻黄，当帰などを含む処方で，**胃もたれ**，**食思不振**などの消化器症状が生じます．

7.6.8 アレルギー

皮膚瘙痒感・発赤，**発疹**，**蕁麻疹**，**喘息発作**などが散見されます．とくに食物アレルギーをもつ患者では，桂皮，小麦（しょうばく），粳米などを含む処方を投与する際は注意が必要です．

7.6.9 瞑眩（めんけん）

漢方薬の投与開始後2～3日目に，症状が一過性に悪化する現象を指します．好転反応の1つと考えられますが，副作用の可能性も常に念頭に置くべきです．

7.6.10 その他

すべての薬剤と同じく，漢方薬にも予測できない副作用はあります．漢方薬の投与中は副作用の発現に十分に留意し，副作用が疑われる場合は投与を中止し，必要に応じて適切な治療を開始します．

7.7 薬と薬の相互作用

7.7.1 生薬同士の相互作用

複数の生薬が互いに作用を高めたり（例：桂皮が麻黄の発汗作用を強化する），毒性を軽減しあう（例：生姜が半夏の咽頭刺激を消す）ことがあります．一方，他の生薬の薬効を減弱させたり，毒性を増すこともありますが，通常使用する生薬ではあまり問題になりません．

7.7.2 一般薬との相互作用

よからぬ副作用についてはすでに述べました．よい相互作用もあると思われますが，現在のところこれといった報告はありません．なお，一般薬は新薬が続々と登場するため，最新の情報に十分気をつけるべきです．

7.8 服薬指導

7.8.1 投与時間

漢方薬は，食物による効果減弱を避けるために食前投与が常識ですが，服用によっておこる胃もたれや，薬の飲み忘れを防ぐため，食後投与にすることもあります．

7.8.2 服用法

漢方薬はもともと湯液が多いので，エキス製剤も湯で戻して湯液のように服用するほうがよいといわれます．しかしこれは科学的根拠に乏しく，もっと検討されるべきでしょう．エキス製剤は湯液から水分を追い出したもので，もともと吸湿性が高いため，通常は十分な水で飲むだけでよい可能性もあります．

7.8.3　妊娠中・授乳中の注意点

すでに述べた通りです（7.6.5 参照）.

> **漢方医学コラム　コーヒーで漢方薬を飲んではいけませんか?**
>
> 　漢方薬をお湯で溶いて飲むように指導することが多いのですが,「コーヒーで飲んではいけませんか?」とか「お酒と一緒に飲んではいけませんか?」などという質問を受けることがあります．科学的な意義については私も知りませんが，なぜわざわざコーヒーや，とくにお酒で漢方薬を飲む必要があるのか，そちらのほうが問題だと思います．

7.9　漢方の科学：薬理と臨床研究

7.9.1　基礎研究

　漢方薬の効果についての基礎研究は，他の基礎医学研究と同様に動物を用いて行われてきましたが，証の把握が動物ではほぼ不可能なこと，漢方薬が未知の天然化合物の複合体であることなどにより，現代医学のようには研究が進みませんでした．

7.9.2　臨床研究

　長期間に渡り,「こういう患者に飲ませたら効いた」という症例を積み上げてきたものがこれまでの漢方臨床研究です．臨床試験による科学的な報告がでるようになったのはここ 20 年間くらいのことです．現代医学と同様に，ランダム比較試験が最も信頼できる手法として行われています．ただし，漢方薬には味と香りがあるため完全なプラセボがつくれないことと，証を無視した投与になり，漢方薬の効果が過小評価されてしまうことが障害となっています．したがって，他の研究手法も依然として行われています．

臨床試験以外では，薬局で行われる使用実態調査があります．これは販売した薬の効果の有無について，薬剤師・患者双方に対してアンケートを行い，その結果で薬の有効性を判定する方法です．

　臨床試験では，柴苓湯（さいれいとう）や十全大補湯，八味地黄丸などが複数の疾患について有効と判定され，使用実態調査でも加味逍遙散や葛根湯などが有効と判定されています．

第8章
鍼灸概論

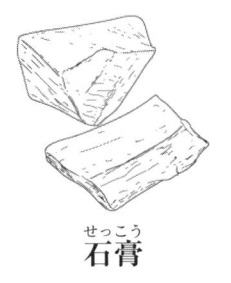

石膏
（せっこう）

東洋医学には漢方と並んで**鍼灸**(しんきゅう)という治療法があります．ここではスペースの関係上，基本的かつ必要最小限のことをお話しすることにします．

8.1 鍼灸とは何か

鍼灸とは，鍼（針）および灸（もぐさ）そのもの，あるいはそれらを用いて痛みや痺れなどを治療すること，あるいはその治療体系を指す言葉です．漢方よりも歴史は古いといわれています．

8.1.1 鍼とは何か

鍼にはさまざまありますが，現在最も一般的なのが**毫鍼**(ごうしん)です．多くの場合，**鍼管**(しんかん)に差し込んで打ちます．ともに滅菌して用いるのですが，プラスチックの鍼管がセットで付いているステンレス製の滅菌済みディスポーザブル鍼（ディスポ鍼）が主流になっています（**図8.1**）．鍼の長さは 15 mm 〜 60 mm，太さは 0.12 〜 0.34mm のものがあり，刺す部位の深さ・与える刺激の強さに応じて使い分けられます．

8.1.2 灸とは何か

ヨモギの葉を乾燥させ，手で捻ってつくった**艾**(もぐさ)をツボに置き（鍼のときと同様に選ぶ），点火して熱を発生させ，ツボを熱刺激することで治療効果を出す手技です．鍼と同様にさまざまな疾患や症状の治療に使われます．

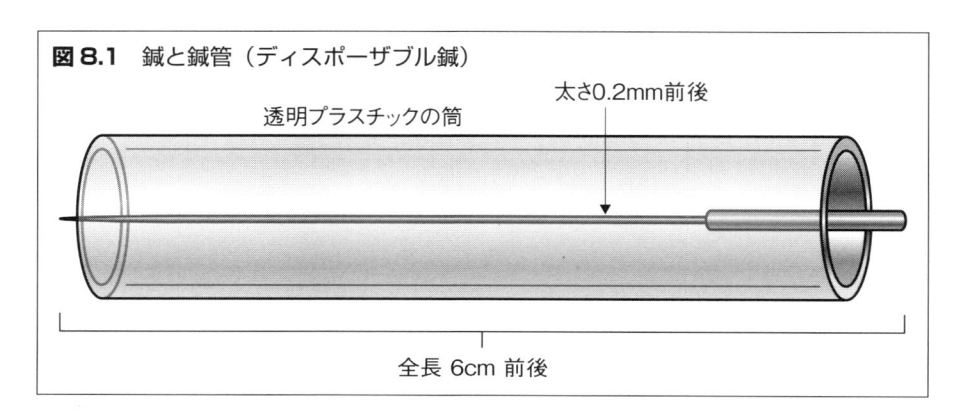

図8.1 鍼と鍼管（ディスポーザブル鍼）

太さ0.2mm前後
透明プラスチックの筒
全長 6cm 前後

灸は鍼よりも補虚の作用が強いのですが，鍼と違って邪を瀉するはたらきはありません．灸については後述します．

8.2　経絡と経穴

8.2.1　経絡

経絡とは，気・血・水が通るルートです．邪気や服用した薬も通るとされています．あくまでも機能的な存在で，その走行・構造は，解剖学的・形態学的にも解明されていません．

全身を縦に走る主要なものが**経**（**経脈**）であり，メインの12本の**正経**と，8本の**奇経**があります．**経脈**の支流で網状に張り巡らされているものが**絡**（**絡脈**）で，別の経脈に連絡しています（**図8.2**）．

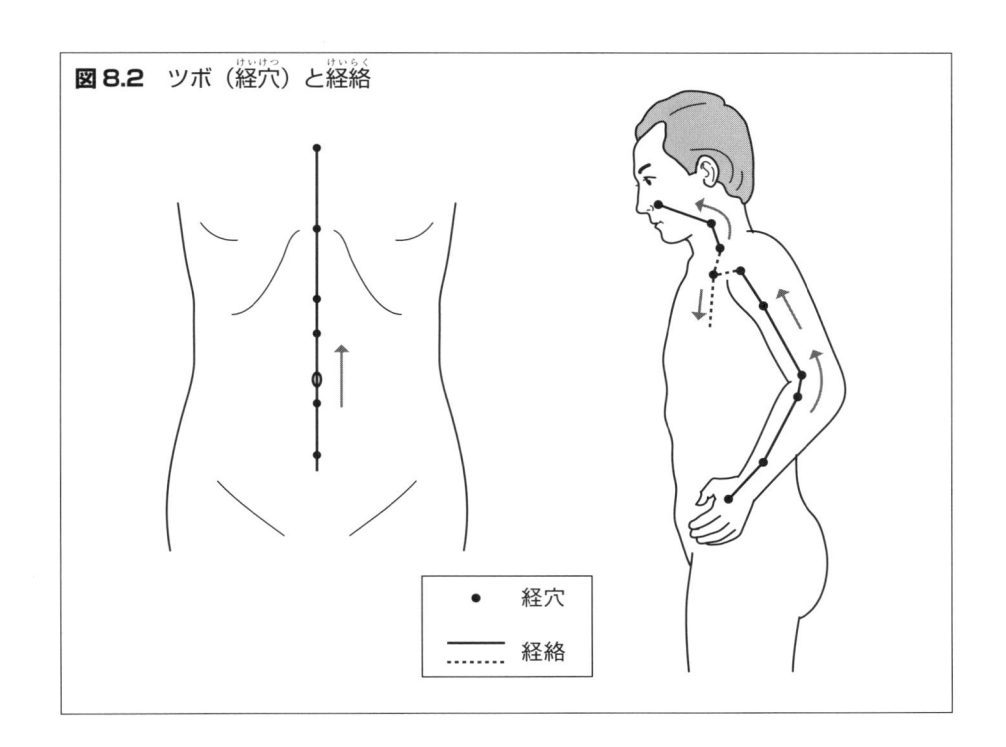

図8.2 ツボ（経穴）と経絡

・　経穴
―　経絡
‥‥‥　経絡

8.2.2 正経（十二経脈）

正経はまず三陰・三陽に分類され，さらに三陰は太陰・少陰・厥陰に，三陽は太陽・陽明・少陽に分類され，手足にそれぞれ3つずつあり，合計12となります．**表8.1**のような名称がついています．各経脈は，それぞれの名称を冠した臓腑につながっているのがわかるでしょう．

これらは人体を縦に走行します（**図8.3**）．

経脈は①→⑫の順番にそれぞれ連結し，気血は体を一巡するのです（各経の詳細な流注については成書を参照のこと）．

表 8.1 正経（十二経脈）

①太陰肺経（手太陰肺経）	②陽明大腸経（手陽明大腸経）
③陽明胃経（足陽明胃経）	④太陰脾経（足太陰脾経）
⑤少陰心経（手少陰心経）	⑥太陽小腸経（手太陽小腸経）
⑦太陽膀胱経（足太陽膀胱経）	⑧少陰腎経（足少陰腎経）
⑨厥陰心包経（手厥陰心包経）	⑩少陽三焦経（手少陽三焦経）
⑪少陽胆経（足少陽胆経）	⑫厥陰肝経（足厥陰肝経）

8.2.3 奇経

奇経8つのうち，**任脈**と**督脈**を除いて専属の経穴をもたず，どの臓腑にも分類されません．正経と所々で交差しており，正経と気血をやりとりする側副路としての作用があります（**表8.2**）．

以上，計20経脈から支流が網の目のように分かれて連絡し合っています．

表 8.2 奇経

⑬督脈（正中・腹側）	⑭任脈（正中・背側）
⑮衝脈	⑯帯脈
⑰陰蹻脈	⑱陽蹻脈
⑲陰維脈	⑳陽維脈

図 8.3 十二経脈の走行の様子

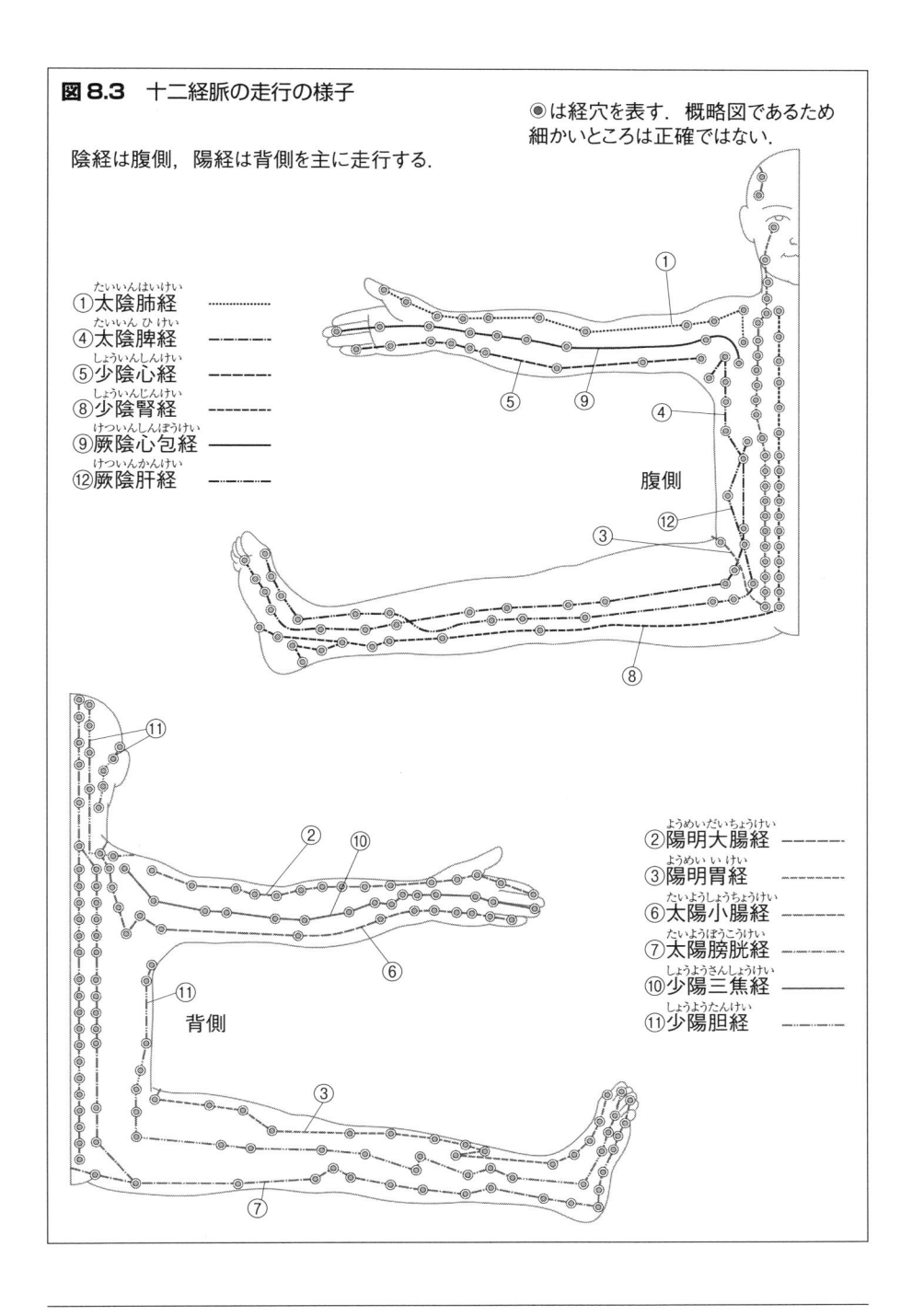

◉は経穴を表す．概略図であるため細かいところは正確ではない．

陰経は腹側，陽経は背側を主に走行する．

① 太陰肺経 （たいいんはいけい） ....
④ 太陰脾経 （たいいんひけい） －－－－
⑤ 少陰心経 （しょういんしんけい） － － － －
⑧ 少陰腎経 （しょういんじんけい） －・－・－
⑨ 厥陰心包経 （けついんしんぽうけい） ────
⑫ 厥陰肝経 （けついんかんけい） －・・－・・－

腹側

② 陽明大腸経 （ようめいだいちょうけい） －－－－
③ 陽明胃経 （ようめいいけい） ....
⑥ 太陽小腸経 （たいようしょうちょうけい） －・－・－
⑦ 太陽膀胱経 （たいようぼうこうけい） －・・－・・－
⑩ 少陽三焦経 （しょうようさんしょうけい） ────
⑪ 少陽胆経 （しょうようたんけい） － － － －

背側

> **漢方医学コラム　経絡と経穴はどんな構造?**
>
> 　経絡は体を巡航していますが，どんな解剖学的な器官とも完全には一致しません．経穴も，関節や筋間のくぼみに多いのですが，これも構造的に特異的なものはありません．いずれも，あくまで現象としてしかその存在を捉えることができません．とても不思議です．どうしても信じられない方は，ぜひ鍼を打ってもらってください！

8.2.4　経穴

　鍼を指すべき位置が"ツボ"です．ツボは全身にあり，位置も特定されており，経絡でつながっているものを**経穴**，つながっていないツボを**奇穴**といいます．

　病気がおこると，経絡を通じて圧痛，発赤などの反応が経穴に出るので，経穴は**反応点**です．逆に，その経穴に鍼を刺すと経絡を通じて治療ができるので，**治療点**でもあります．なお，病気＝気血の鬱滞，治療＝病気で滞った気血の流れを改善させること，となります．

　諸説ありますが，全身にほぼ354種類の経穴が存在し，すべてに名称が付けられています．経穴の位置は，現在は世界保健機関（WHO）により統一されています．

　ツボもあくまでも機能的な存在で，その走行・構造は，解剖学的・形態学的にも解明されていません．

8.3　施術のしかた

8.3.1　診断

　まずは，漢方と同様に四診で診察し，診断を行います．

8.3.2　ツボの選び方

　どの経絡のどんな異常かが診断できたら，理論に基づくツボをいくつか

選んで鍼を打ちます．

8.3.3 鍼の刺し方

たくさんのテクニックときまりがありますが，詳細は成書に譲ることにします．

打つと決めた経穴の部位を指で按圧し，痛みやだるさなどを診て，ツボの位置を修正確認します．鍼を刺した瞬間には患者は普通痛みを感じませんが，やがてツボに当たると，患者は重くてだるい感覚を覚えるので，これを確認します．

8.4 鍼の効果の科学的な証明

ゲートコントロール説，関連痛の制御，血液・リンパ循環改善，免疫機能向上，自律神経調節，暗示効果，などさまざまな説がありますが，鍼の効果を完全に説明できるメカニズムは見つかっていません．

8.5 鍼のメリット

鍼は総じて安全です．鎮痛効果が高く，速効性に優れています．「鍼一本」で肩こり，腰痛など運動器系の疼痛の緩和以外にも，がんの放射線療法・化学療法後の副作用やうつ状態の軽減，脳梗塞後のリハビリなどにも有効

漢方医学コラム　鍼でなぜ気胸をおこすのですか？

気胸は，鎖骨上窩にあるツボ，缺盆（けっぼん）に鍼を刺す際におこりやすいのです．ここの皮膚の直下 1cm くらいのところにはすでに肺尖があるからです．痩せた人だと数 mm しかないともいわれます．

いずれにせよ，解剖学的知識のない人が鍼を刺すことの危険性が，これでおわかりでしょう．

です．

8.6 安全性の問題

　副作用や事故といえるものは，主に次の6つでしょう（**表8.3**，**図8.4**）．
　これを防ぐため，鍼を打ってはいけない場合・部位などがあります．一覧にあげておきます（**表8.4**）．

表8.3 鍼の事故・副作用

自律神経反射	鍼刺激が強い場合には，悪心や嘔吐，めまい，手足の厥冷などがおこる．
出血	多くは小血管への誤穿刺であり自然に止血するが，深部は出血が確認できない場合もある．とくに出血傾向のある人に多い．
内臓・器官の誤穿刺	鎖骨上部，背部，剣状突起部などでは鍼が肺に到達し，気胸がおこりやすい．肝臓，腎臓なども体表に近いため，誤って刺す可能性がある．妊婦では腹部穿刺で胎児を穿刺してしまう恐れもある．
神経損傷	細く弾力性の高い毫鍼ではまれであるが，神経走行の浅い顔面の治療の際などに問題となる．
感染	滅菌済ディスポ鍼であっても，清潔に操作しなければ感染をおこす可能性がある．
その他	鍼が抜けなくなったり，皮内で折れて取り出せなくなることがある．

表8.4 鍼の禁忌

鍼の禁忌	理由
小児	意思疎通が取れず危険なため．
認知レベルに問題がある高齢者	
精神不安定な者	
飲酒している者	
妊婦	胎児を刺す危険性があるため．

図 8.4 鍼の事故・副作用

自律神経反射

出血

内臓・器官の誤穿刺

神経損傷

イテッ!!

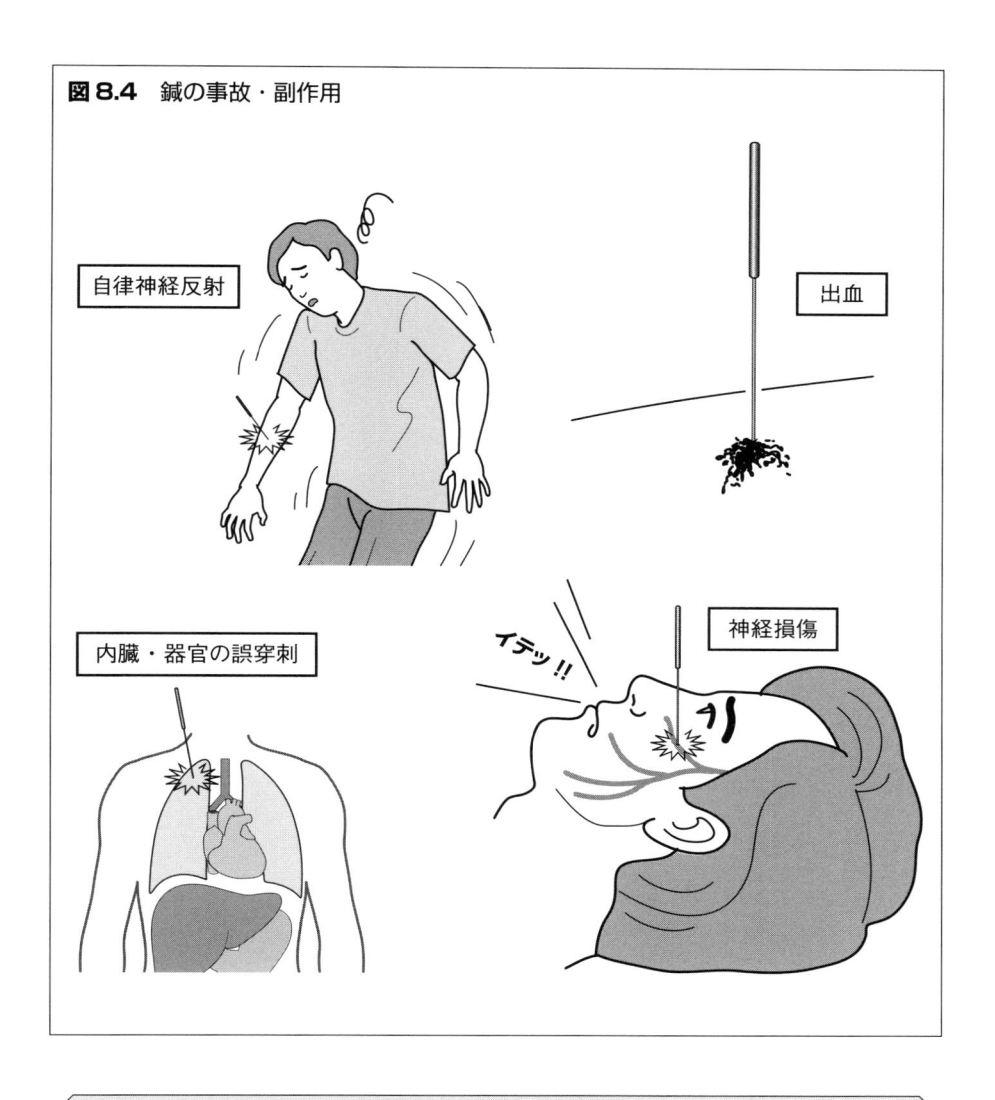

漢方医学コラム　医師は鍼を打てるのですか?

　打つことは可能です．新たに「はり師」の免許を取る必要はありません．ただし，保険診療の場合，打っても医療費が算定できません．また，資格は新たに要らないにせよ，技術は必要ですので，専門の鍼灸師に打ってもらうのがよいでしょう．

8.7 鍼灸を取り巻く環境

8.7.1 資格

　国家資格が必要です．鍼を行う**はり師**と，灸を行う**きゅう師**とがあり，併せもつ人が多いようです．

8.7.2 健康保険制度

　運動器疾患（**神経痛・リウマチ・腰痛症・五十肩・頚腕症候群・頚椎捻挫後遺症，その他これらに類似する疾患**）の患者が，医師の治療を一定期間受けて治りにくいと診断されたものを，はり師・きゅう師が治療する場合に限り健康保険の給付対象となりますが，詳細は保険ごとに異なり，患者は事前に保険者に問い合わせるべきです．

参 考 文 献

1. 入江祥史，はじめての漢方医学　漢方治療と漢方薬のはなし，創元社，2008.
2. 入江祥史，漢方・中医学講座 実践入門編，医歯薬出版，2009.
3. 入江祥史，漢方・中医学講座 基礎理論編，医歯薬出版，2007.
4. 入江祥史，漢方・中医学講座 診断学編－DVDで学ぶ診察の実際，医歯薬出版，2009.
5. 入江祥史，漢方・中医学講座 治療編，医歯薬出版，2009.
6. 入江祥史，牧野利明，漢方・中医学講座 臨床生薬学編　カラー版－生薬の生産から臨床応用まで，医歯薬出版，2009.
7. 入江祥史，加賀稔，漢方・中医学講座 鍼灸編－DVDで学ぶ鍼灸実技，医歯薬出版，2008.
8. 寺澤捷年，症例から学ぶ和漢診療学 第2版，医学書院，1998.
9. 花輪壽彦，漢方診療のレッスン，金原出版，1995.
10. 日本東洋医学会学術教育委員会 編，専門医のための漢方医学テキスト，南江堂，2009.
11. 平馬直樹 他監修，中医学の基礎，東洋学術出版社，1997.
12. 宋 鷺冰 主編，中医病因病機学，東洋学術出版社，1998.
13. 劉 燕池 他著，浅川 要 訳，詳解・中医基礎理論，東洋学術出版社，1997.
14. 南京中医学院医経教研組 編，石川秀実 監訳，現代語訳 黄帝内経素問（上・中・下），東洋学術出版社，1999.
15. 日本漢方協会学術部 編，傷寒雑病論（三訂版），東洋学術出版社，2000.
16. 何 任 著，勝田正泰 監訳，金匱要略解説，東洋学術出版社，1996.

あとがき

　最近は，どこの大学でも漢方を教えるようになり，漢方は医療現場にもずいぶん浸透してきています．私が漢方をはじめた十数年前に比べると隔世の感があります．

　ところが，喜ばしいことばかりではありません．たとえば漢方薬の使われ方を見ていますと，証にしたがって用いられるべきところを，いまだに現代医学の病名別に，つまり現代医学の文脈のみにしたがって用いられているということがよく耳目に触れます．これは完全な間違いではないにしても，これでは漢方薬が本来もつ力が十分引き出されません．そして，せっかく広がってきた漢方が，このままでは本領を発揮できないまま凋んでしまう可能性もあります．「はじめに」でも述べたように，当面は"漢方を漢方のまま"理解し，運用していくべきです．

　「絵でわかる」シリーズの本書では，図を多用し，かつ文章もなるべく簡潔で平易なものにして，"漢方を漢方のまま"理解していただく試みを行いました．実際の漢方にはもっと細かい理論もありますが，枝葉と思われる部分はどんどん削り，本質を理解してもらうことに重点を置いて執筆しました．漢方が筋道立っていることを理解され，面白いなと感じていただければ，本書は役目を十分果たしたことになるでしょう．さらに専門書で勉強を進めて行ってください．

　最後になりますが，本書の執筆の機会を与えてくださった株式会社講談社サイエンティフィクのご担当の方々をはじめ，本書の出版に携わっていただいたすべての方々に感謝致します．

　　　2010年　盛夏

筆者識

索引

あ行

阿膠（あきょう） 125
アレルギー 159
胃 17
　——の機能 24
　——の病理 52
胃陰虚（いいんきょ） 52
医界之鉄椎 4
胃寒 52
胃気虚（いききょ） 52
胃内停水（いないていすい） 109
胃熱 52
胃の機能 24
陰虚火旺（いんきょかおう） 44
茵蔯五苓散（いんちんごれいさん） 133
インフルエンザ 60
陰陽 34
陰陽五行説 10
陰陽思想 10
陰・陽理論 10, 36
運化 19
温清飲（うんせいいん） 138, 143
営分 59
営分証 120
栄養作用 14
衛気 21
エキス剤 156
越婢加朮湯（えっぴかじゅつとう） 151
衛分 59
衛分証 120
黄耆建中湯（おうぎけんちゅうとう） 122, 149
黄芩（おうごん） 138, 152
黄柏（おうばく） 138
黄連（おうれん） 138
黄連解毒湯（おうれんげどくとう） 138, 153
瘀血 32, 39, 41, 136
温煦作用 14
温解表法 119
温下法 113
温性 126
温法 115, 119

か行

火 11, 28
外因 28
開竅 19
外邪 28
外用剤 157
顔 70
　——全体の望診 71
　——の諸器官の望診 72
化瘀 115
火邪 33
活血 115
活血化瘀薬 117
葛根湯（かっこんとう） 2, 148
加味逍遥散（かみしょうようさん） 152
肝 16
　——の機能 17
　——の病理 43
寒 28
関 100
肝陰虚（かんいんきょ） 44
肝鬱 43
肝気鬱結（かんきうっけつ） 43
肝機能障害 158
乾姜（かんきょう） 140
肝経寒滞（かんけいかんたい） 44
肝血虚（かんけっきょ） 44
寒下法 113
丸剤 156
寒湿困脾（かんしつこんぴ） 48
寒邪 33
寒証 36

肝腎陰虚（かんじんいんきょ） 55
寒性 126
甘草（かんぞう） 132, 140, 141, 145, 147, 149, 151, 152, 157
寒滞肝脈（かんたいかんみゃく） 44
肝胆湿熱（かんたんしつねつ） 51
寒熱 34, 86
寒熱錯雑証 58
汗法 113, 119
感冒 62, 148
漢方医療制度 4
漢方薬 124
寒涼解表法 120
気 13, 15, 20
喜 30
気鬱 38
気化作用 14
気陥 38
気逆 38
気虚 32, 37, 69
桔梗（ききょう） 127
気虚血瘀（ききょけつお） 42
帰経 127
奇経 165, 166
奇穴 168
気・血・水（津液） 13
　──の治療 117
　──の不足 117
　──の生理 13
　──理論 13
気血両虚（きけつりょうきょ） 41
枳実（きじつ） 135
気津失調（きしんしっちょう） 42
気津両虚（きしんりょうきょ） 42
血随気逆（けつずいきぎゃく） 42
気随血脱（きずいけつだつ） 42
偽性アルドステロン症 157
気滞 38
気滞血瘀（きたいけつお） 42
気脱 37

気不生血（きふせいけつ） 41
気不摂血（きふせっけつ） 42
気分 59, 146
気分証 120
基本脈 102
灸 164
芎帰膠艾湯（きゅうききょうがいとう） 143
きゅう師 172
恐 30
驚 30
胸脇苦満（きょうきょうくまん） 109
杏仁（きょうにん） 151
胸部 77
　──の望診 76
虚寒 51
虚実 34
虚証 35
虚脈 101
金 11
銀翹散（ぎんぎょうさん） 120
金匱要略 2
君薬 128
経 165
経穴 168
桂枝加芍薬大黄湯（けいしかしゃくやくだいおうとう） 149
桂枝加芍薬湯（けいしかしゃくやくとう） 120, 148
桂枝加朮附湯（けいしかじゅつぶとう） 149
桂枝加竜骨牡蠣湯（けいしかりゅうこつぼれいとう） 122
桂枝湯（けいしとう） 62, 115, 120, 148
桂枝人参湯（けいしにんじんとう） 141
桂枝茯苓丸（けいしぶくりょうがん） 2, 122, 136
桂枝茯苓丸加薏苡仁（けいしぶくりょうがんかよくいにん） 136
桂皮（けいひ） 125, 133, 137, 149, 151

経脈　165
経絡　25, 165
経絡理論　57
化痰　115
血　15
厥陰　58
厥陰病　120
血瘀　39, 82
血寒　39
血虚　32, 39
血室　25
血津両虚（けっしんりょうきょ）　42
血・水（津液）　14
血燥　42
血熱　39
血分　59, 138
血分証　120
血脈　19
結脈　104
下法　113
玄武湯（げんぶとう）　147
後陰　22
毫鍼　164
黄帝内経　2
後天の精　21
粳米（こうべい）　125, 147
厚朴（こうぼく）　135
攻補兼施　112
牛黄（ごおう）　125
五行理論　10
五志　31
五志化火　31
牛膝（ごしつ）　127
牛車腎気丸（ごしゃじんきがん）　154
呉茱萸湯（ごしゅゆとう）　141
固摂作用　14
五臓理論　43
五臓六腑　17
骨　25
五味　29, 126

五味子（ごみし）　127
五苓散（ごれいさん）　133

さ行
犀角地黄湯（さいかくじおうとう）　120
臍下部　106
柴胡（さいこ）　152
柴胡加竜骨牡蠣湯（さいこかりゅうこつぼれいとう）　122, 151
柴胡桂枝湯（さいこけいしとう）　151
数脈　101
佐薬　128
三黄瀉心湯（さんおうしゃしんとう）　122, 139
散剤　155
山梔子（さんしし）　138
山茱萸（さんしゅゆ）　154
三焦　17
　——の機能　24
　——の病理　53
三物黄芩湯(さんもつおうごんとう)　154
山薬（さんやく）　125, 154
思　30
紫雲膏（しうんこう）　157
地黄（じおう）　143, 154
四逆散（しぎゃくさん）　122
四逆湯（しぎゃくとう）　120
四君子湯（しくんしとう）　141
梔子柏皮湯（ししはくひとう）　139, 153
滋潤作用　14
四診　63
視診　68
四診合算　109
四性　126
七情　30
湿　28
湿邪　33
実証　35
十棗湯（じっそうとう）　147

実脈　101
四物湯（しもつとう）　142
邪　28
瀉火　127
尺　100
使薬　128
芍薬（しゃくやく）　132, 137, 143, 149
芍薬甘草湯（しゃくやくかんぞうとう）
　131
瀉下法　119, 120
瀉実　119
瀉熱　127
十全大補湯（じゅうぜんたいほとう）
　131, 142, 143
十二経脈　166
粛降　21
受納　24
主薬　128
潤下法　113
暑　28
証　62
少陰　58
少陰病　120
傷寒論　2, 57
生姜（しょうきょう）　125, 141, 145, 149,
　152
小建中湯（しょうけんちゅうとう）　122,
　149
小柴胡湯（しょうさいことう）　120, 122,
　151, 158
情志要因　30
昇清　20
小青竜湯（しょうせいりゅうとう）　150
小腸　17
　──の機能　24
　──の病理　51
小腸虚寒（しょうちょうきょかん）　51
小腸実熱（しょうちょうじつねつ）　52
消風散（しょうふうさん）　146
少腹　106

小腹　106
消法　113, 115
升麻（しょうま）　127
生薬　124
少陽　57
少陽病　120
食積　52
食滞　52
女子胞　25
暑邪　33
処方　65, 124, 131
四苓湯（しれいとう）　134
心　16
　──の機能　19
　──の病理　45
腎　16
　──の機能　21
　──の病理　49
辛夷清肺湯（しんいせいはいとう）　146
腎陰　55
心陰虚（しんいんきょ）　45
腎陰虚（じんいんきょ）　50
津液　15
辛温解表　113
心火亢進（しんかこうしん）　45
心火上炎（しんかじょうえん）　45
心下部　106
鍼管　164
心気虚（しんききょ）　45
腎気虚（じんききょ）　49
鍼灸　164
津虚　40
心窮　46
津虚血瘀（しんきょけつお）　42
心血瘀阻（しんけつおそ）　46
心血虚（しんけっきょ）　45
神志　19
腎精　55
神農本草経　2
真武湯（しんぶとう）　120, 147

心包　25
臣薬　128
心陽虚（しんようきょ）　45
腎陽虚（じんようきょ）　50
辛涼解表　113
水　11, 15, 22
　　――の病　40
髄　25
随機制宜　113
水穀　24
水湿中阻（すいしつちゅうそ）　48
推動作用　14
水毒　40, 133
寸　100
清営法　120
生化　20
清気　19
清気分熱法　120
正経　165, 166
生殖　21
清熱補津法　119
清法　113
西洋医学　4
舌下静脈　78, 82
石膏（せっこう）　125, 147
切診　63, 99, 104
舌診　63, 78
舌体　78
舌苔　78
前陰　22
川芎（せんきゅう）　143
蝉退（せんたい）　125
先天の精　21, 55
宣発　20
先標後本　112
燥　28
臓　16, 23
臓器　23
桑菊飲（そうぎくいん）　120
蔵血　19

相克関係　119
相克理論　13
燥湿　115
燥邪　33
蔵精　21
相生関係　118
相生理論　13
相侮　13
臓腑理論　43
促脈　104
疏泄　17

た行
太陰　57
太陰病　120
大黄（だいおう）　135
大黄甘草湯（だいおうかんぞうとう）　136
大黄牡丹皮湯（だいおうぼたんぴとう）
　122, 136
大陥胸湯（だいかんきょうとう）　122
大建中湯（だいけんちゅうとう）　122,
　139
大綱　59
大柴胡湯（だいさいことう）　105, 122, 151
大承気湯（だいじょうきとう）　120, 134
大青竜湯（だいせいりゅうとう）　147
大棗（たいそう）　141, 149, 152
大腸　17
　　――の機能　24
　　――の病理　52
大腸陰虚（だいちょういんきょ）　52
大腸気虚（だいちょうききょ）　52
大腸虚寒（だいちょうきょかん）　53
大腸湿熱（だいちょうしつねつ）　53
代脈　104
太陽　57
太陽病　120
沢瀉（たくしゃ）　133, 154
田代三喜　3
胆　17

——の機能　24
　　——の病理　51
痰　144
単位処方　143
痰飲　32, 40, 41
胆気鬱結（たんきうっけつ）　51
胆気虚寒（たんききょかん）　51
痰湿阻肺（たんしつそはい）　49
痰阻心竅（たんそしんきょう）　46
痰迷心竅（たんめいしんきょう）　46
治節　21
治病求本　112
治法　113
遅脈　101
知母（ちも）　147
中医学　6
中国医学　3
調胃承気湯（ちょういじょうきとう）　136
張仲景　2
釣藤散（ちょうとうさん）　145
猪苓（ちょれい）　133
猪苓湯（ちょれいとう）　133
治療点　168
陳皮（ちんぴ）　125, 145
沈脈　101
通降　24
伝化　24
天人合一　10
伝変　54
土　11
怒　30
湯液　155, 160
桃核承気湯（とうかくじょうきとう）
　122, 136, 138, 153
当帰（とうき）　143
当帰建中湯（とうきけんちゅうとう）
　122, 149
当帰四逆加呉茱萸生姜湯(とうきしぎゃく
　かごしゅゆしょうきょうとう)　120, 149
当帰芍薬散（とうきしゃくやくさん）　66,

　122, 143
統血　20
疼痛　86
桃仁（とうにん）　137
頭髪　75
　　——の望診　76
督脈　166
吐法　113

な行
内因　28
内火　33
内寒　32, 33
内湿　32, 33
内生五邪　32
内燥　32, 33
内熱　32
内風　32, 33
二陰　22
二陳湯（にちんとう）　144
日本薬局方　124
乳糖不耐症　159
人参（にんじん）　140, 141, 147, 152
人参湯（にんじんとう）　120, 122, 139
任脈　166
熱　138, 146
熱邪壅肺（ねつじゃようはい）　48
熱証　36
熱性　126
脳　25
納気　22

は行
肺　16
　　——の機能　20
　　——の病理　48
肺陰虚（はいいんきょ）　48
肺気虚（はいききょ）　48
肺気不宣（はいきふせん）　48
肺失粛降（はいしつしゅくこう）　48

肺腎陰虛（はいじんいんきょ）　55
排泄物などの望診　77
麦門冬湯（ばくもんどうとう）　147
八味地黄丸（はちみじおうがん）　2, 122, 154
発育　21
発汗解表　128
八綱分類　34
鍼　164
　　——の禁忌　170
　　——の事故・副作用　170
はり師　172
半夏（はんげ）　145, 152
半夏厚朴湯（はんげこうぼくとう）　122, 144
半夏瀉心湯（はんげしゃしんとう）　122
反応点　168
半表半裏証　58
脾　16
　　——の機能　19
　　——の病理　47
悲　30
脾陰虚（ひいんきょ）　47
脾気虚（ひききょ）　47
脾虚湿盛（ひきょしっせい）　48
泌別　24
皮膚　75
　　——の望診　76
白朮（びゃくじゅつ）　133, 140, 141
百脈　21
白虎加人参湯（びゃっこかにんじんとう）　120, 146
白虎湯（びゃっことう）　120
表　36
標　112
病因　28
表寒証　58
脾陽虚（ひようきょ）　47
表証　36
表熱証　59
標本同治　112

表裏　34
貧血　142
腑　16
風　28
風寒束肺（ふうかんそくはい）　48
風邪　33
風熱犯肺（ふうねつはんぱい）　48
複合処方　128
副作用　157
腹証　104, 121
腹部　77
　　——の望診　76
服薬指導　160
茯苓（ぶくりょう）　133, 137, 141, 145, 154
附子（ぶし）　125
腐熟　24
扶正袪邪　112, 127
腹候　104
浮脈　101
弁証　65
偏衰　10
偏盛　10
便秘　134, 136
補陰　127
胞宮　25
防御作用　14
膀胱　17
　　——の機能　24
　　——の病理　53
膀胱気虚（ぼうこうききょ）　53
膀胱湿熱（ぼうこうしつねつ）　53
方剤　124
芒硝（ぼうしょう）　125, 135
補完・代替医療　6
補気　127
補虚　119
補虚瀉実　112, 127
補血　127, 142
牡丹皮（ぼたんぴ）　137, 154

索引　181

補中益気湯（ほちゅうえっきとう）　142
補法　113, 115, 119
補薬　128
牡蠣（ぼれい）　125
本　112

　　ま行
麻黄（まおう）　151, 158
麻黄附子細辛湯（まおうぶしさいしんとう）
　　120, 150
麻子仁丸（ましにんがん）　136
ミオパチー　158
脈　25
眼　68
　──の望診　69
メニエール症候群　133
瞑眩（めんけん）　159
木　11
艾　164
木防已湯（もくぼういとう）　122

　　や行
薬剤性間質性肺炎　158
薬性　125
山脇東洋　3
憂　30
陽明　57
陽明病　120
薏苡仁（よくいにん）　125
吉益東洞　3

　　ら・わ行
絡　165
絡脈　165
蘭方　4
裏　36
裏寒証　58
理気　115
裏証　36
六君子湯（りっくんしとう）　141, 144

裏熱証　58
理法方薬　65
苓桂朮甘湯（りょうけいじゅつかんとう）
　　122, 133
涼血法　120
涼性　126
六淫　28
六邪　28
六病位　57, 119
六味丸（ろくみがん）　153
論治　65
和田啓十郎　4
和田東郭　3
和法　115, 119

著者
入江 祥史(いりえ よしふみ)

1991年　大阪大学医学部医学科卒業
1995年　大阪大学大学院医学研究科博士課程・内科系専攻修了(医学博士)
　　　　慶應義塾大学病院漢方クリニック医長，慶應義塾大学講師，証クリニック吉祥寺院長などを経て，
現　在　入江漢方内科クリニック吉祥寺院長
　　　　日本東洋医学会認定漢方専門医，日本内科学会認定総合内科専門医

NDC490.9　　190p　　21cm

絵でわかるシリーズ
絵でわかる漢方医学(かんぽういがく)

2010年8月1日　第1刷発行
2017年8月21日　第4刷発行

著　者	入江祥史(いりえ よしふみ)
発行者	鈴木 哲
発行所	株式会社　講談社 〒112-8001　東京都文京区音羽2-12-21 　　　販売　(03) 5395-4415 　　　業務　(03) 5395-3615
編　集	株式会社　講談社サイエンティフィク 代表　矢吹俊吉 〒162-0825　東京都新宿区神楽坂2-14　ノービィビル 　　　編集　(03) 3235-3701
DTP	株式会社エヌ・オフィス
印刷所	株式会社平河工業社
製本所	株式会社国宝社

落丁本・乱丁本は，購入書店名を明記のうえ，講談社業務宛にお送りください．送料小社負担にてお取替えします．なお，この本の内容についてのお問い合わせは，講談社サイエンティフィク宛にお願いいたします．定価はカバーに表示してあります．

© Yoshifumi Irie, 2010

本書のコピー，スキャン，デジタル化等の無断複製は著作権法上での例外を除き禁じられています．本書を代行業者等の第三者に依頼してスキャンやデジタル化することはたとえ個人や家庭内の利用でも著作権法違反です．

JCOPY　〈(社)出版者著作権管理機構　委託出版物〉

複写される場合は，その都度事前に(社)出版者著作権管理機構(電話03-3513-6969, FAX 03-3513-6979, e-mail: info@jcopy.or.jp)の許諾を得てください．

Printed in Japan

ISBN978-4-06-154760-5

講談社の自然科学書

絵でわかるシリーズ
複雑な生命のしくみが一目でわかる！

ゲノム、免疫、脳の働きなど、生命のしくみは、とかく複雑でわかりにくいもの。ややこしい文章を読むだけでは、なかなか頭に入ってこない。そんな悩みを一挙に解消！ わかりやすいイラストを満載した、一目瞭然の入門書シリーズ。

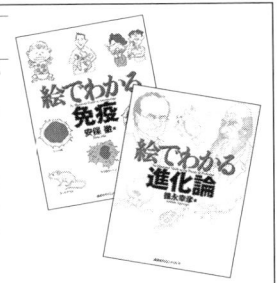

新版 絵でわかる ゲノム・遺伝子・DNA 中込 弥男・著　A5・174頁・本体2,000円	**絵でわかる 感染症withもやしもん** 岩田 健太郎・著　石川 雅之・絵　A5・239頁・本体2,200円
絵でわかる 免疫 安保 徹・著　A5・174頁・本体2,000円	**絵でわかる 遺伝子治療** 野島 博・著　A5・191頁・本体2,200円
絵でわかる 古生物学 棚部 一成・監修　北村 雄一・著　A5・191頁・本体2,000円	**絵でわかる 東洋医学** 西村 甲・著　A5・190頁・本体2,200円
絵でわかる 自然エネルギー 御園生 誠、小島 巖、片岡 俊郎・著　A5・157頁・本体2,000円	**絵でわかる 樹木の知識** 堀 大才・著　A5・191頁・本体2,200円
絵でわかる カンブリア爆発 更科 功・著　A5・191頁・本体2,200円	**絵でわかる プレートテクトニクス** 是永 淳・著　A5・190頁・本体2,200円
絵でわかる 日本列島の誕生 堤 之恭・著　A5・187頁・本体2,200円	**絵でわかる がんと遺伝子** 野島 博・著　A5・198頁・本体2,200円
絵でわかる 生物の不思議 太田 次郎・監修　A5・174頁・本体2,000円	**絵でわかる 植物の世界** 大場 秀章・監修　清水 晶子・著　A5・174頁・本体2,000円
絵でわかる 生態系のしくみ 鷲谷 いづみ・著　A5・173頁・本体2,000円	**絵でわかる 地図と測量** 中川 雅史・著　A5・191頁・本体2,200円
休み時間の免疫学 第2版 齋藤 紀先・著　A5・222頁・本体2,000円	**休み時間の解剖生理学** 加藤 征治・著　A5・255頁・本体2,200円
休み時間の生化学 大西 正健・著　A5・190頁・本体2,200円	**休み時間の生物学** 朝倉 幹晴・著　A5・222頁・本体2,200円

※表示価格は本体価格（税別）です。消費税が別に加算されます。　　「2017年7月現在」

講談社サイエンティフィク　http://www.kspub.co.jp/